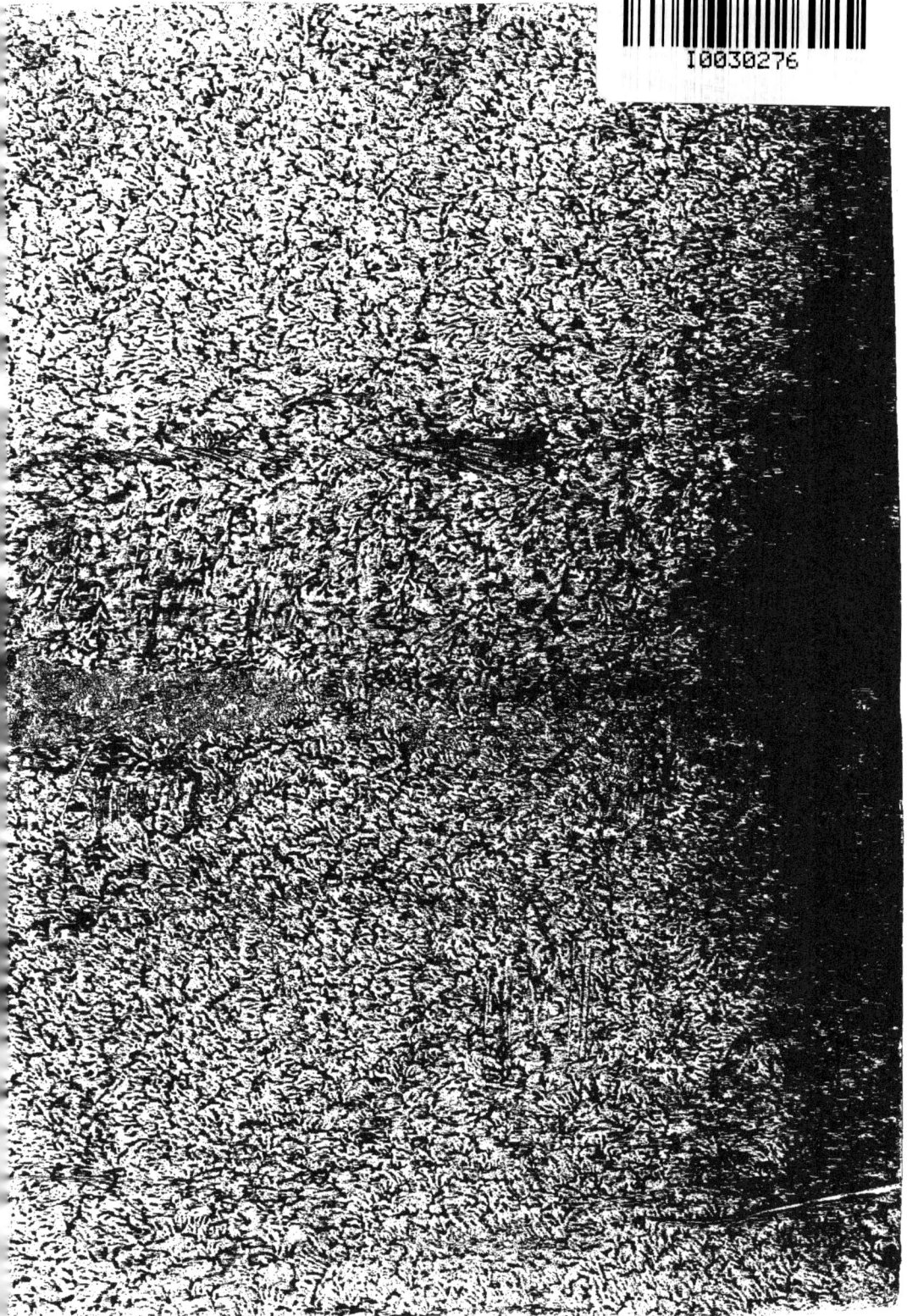

4 H 56

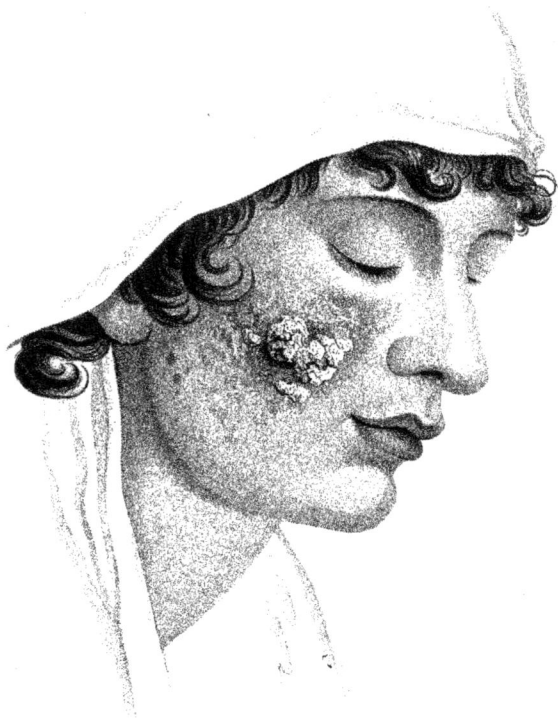

Dartre Crustacée flavescente.

Marc au Valois pinx. . . . . Ch... sculp.

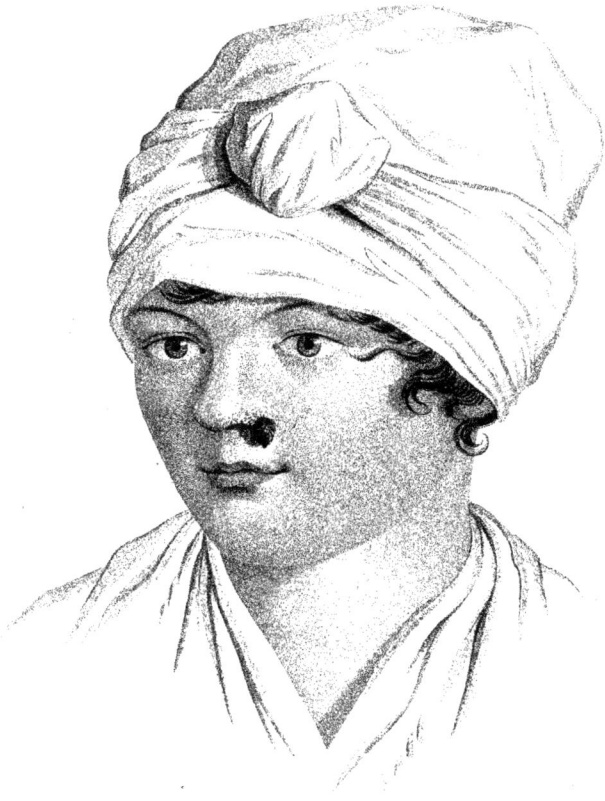

Dartre Crustacée Stalactiforme

Moreau Valvile pinx.   Texier Sc

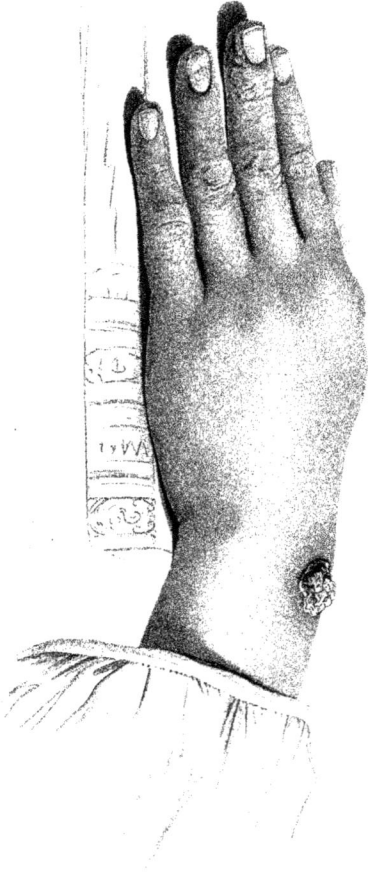

Dartre Crustacée en forme de Monnaie.

ESPÈCE TROISIÈME.

DARTRE CRUSTACÉE. *HERPES crustaceus.* Planches XVI, XVII et XVIII.

Dartre se manifestant sur une ou plusieurs parties des tégumens, par des croûtes jaunes, grises, blanchâtres ou verdâtres, qui affectent différentes formes. Ces croûtes tombent et sont remplacées par d'autres, ou restent plus ou moins long-temps adhérentes au système dermoïde.

OBS. Voici les principales variétés qu'on peut rapporter à la Dartre crustacée :

A. LA DARTRE CRUSTACÉE FLAVESCENTE. *Herpes crustaceus flavescens.* — Cette Dartre est le résultat d'un suintement croûteux, dont la couleur jaune présente l'aspect du miel lorsqu'il est desséché, ou des sucs gommeux de certains arbres. Sa marche a quelque analogie avec celle de l'Érysipèle. Le tissu cellulaire est un peu gonflé. Le plus souvent elle se manifeste sur le milieu de l'une ou des deux joues; mais je l'ai aussi observée sur d'autres parties du corps. Cette variété est une des plus fréquentes.

B. LA DARTRE CRUSTACÉE STALACTIFORME. *Herpes crustaceus procumbens.* — Elle est ainsi désignée, parce que la croûte qui la forme pend communément au lieu qu'elle occupe, à la manière des stalactites ou des sucs lapidifiques qu'on observe dans les grottes souterraines. Elle attaque toujours les ailes du nez.

C. LA DARTRE CRUSTACÉE EN FORME DE MOUSSE. *Herpes crustaceus musciformis.* — J'ai décrit le premier cette variété intéressante de la Dartre crustacée. On est véritablement frappé de sa ressemblance avec les petites mousses qui croissent communément sur les toits. Les croûtes, d'un gris verdâtre, entourées d'une aréole rouge, enchâssent pour ainsi dire la peau, laquelle est toujours un peu tuméfiée : delà vient qu'elles s'enlèvent très-difficilement. J'ai vu cette variété de Dartre se développer sur les mains, sur la partie de la cuisse qui est voisine du genou, sur le visage. Le bouton large qui forme cette Dartre se dépouille quelquefois de sa couche croûteuse; alors on voit dessous une sorte de bourgeon charnu, proéminent, granulé : c'est sur ces petits grains que se concrète la matière ichoreuse, etc.

TABLEAU DE LA DARTRE CRUSTACÉE.

CLXXXIII. Cette Dartre est ainsi désignée à cause de la nature particulière de son éruption. Ce ne sont ni des écailles farineuses, ni des desquammations furfuracées que l'on observe sur la peau ; ce sont des croûtes qui se manifestent à mesure que la matière de l'exsudation herpétique se dessèche et se concrète par l'action de l'air ambiant.

Quand on suit avec quelque attention le développement de la Dartre crustacée, on s'apperçoit qu'elle commence toujours de la manière suivante : on voit d'abord paroître sur la peau une multitude de petits boutons, ou plutôt de petites pustules plates, peu apparentes, ayant à peine le volume d'un grain de millet. Bientôt ces pustules se rompent, et le fluide ichoreux qu'elles contiennent, se convertit en croûtes qui prennent diverses formes. Ces croûtes doivent être, pour les praticiens, un objet intéressant d'attention et d'étude : c'est une sorte d'emplâtre, de couvercle salutaire, que la nature établit pour garantir un ulcère ou une maladie quelconque de la peau du contact extérieur.

Les croûtes ne sont en conséquence que le résultat du desséchement de la matière ichoreuse qui s'échappe de ces petites pustules. Il ne faut souvent que l'espace d'un jour pour qu'elles acquièrent une certaine consistance. Elles reçoivent même tous les jours un nouvel accroissement, parce que le foyer de la matière herpétique reste constamment le même. Le plus souvent, elles tombent pour faire place à d'autres, sur-tout lorsque la Dartre est d'un caractère benin. Elles laissent alors sur la peau des cicatrices légères, ou souvent de simples taches d'un rouge sale. Au contraire, nous observons que lorsque la Dartre porte avec elle un caractère de malignité, les croûtes ne se détachent qu'avec une difficulté extrême. Qu'arrive-t-il alors? Le pus s'accumule, l'ulcère s'élargit, la peau s'enflamme, les bords de la Dartre se durcissent, et quelquefois se tuméfient considérablement.

En étudiant l'espèce de Dartre dont je m'occupe, j'ai rencontré les dispositions les plus singulières dans la configuration des croûtes. Les unes sont lisses et forment comme des plaques plus ou moins étendues sur le système dermoïde ; les autres sont rudes, bosselées, ou offrent de petits sillons irréguliers ; enfin, s'il est permis de se servir de toutes les comparaisons possibles, pour donner une idée juste des maladies, on en rencontre quelquefois qui surprennent l'observateur, par leur ressemblance frappante avec les mousses qu'on voit adhérentes à l'écorce des arbres. J'aurai occasion de revenir encore sur les modifications infiniment variées que peut subir cette sorte de cristallisation morbifique, quand je traiterai des accidens terribles de la Lèpre ou d'autres affections analogues.

La couleur des croûtes dartreuses n'est pas moins susceptible de changer. Il en est qui sont blanchâtres ou d'un gris verdâtre comme la fiente des volatiles ; mais la plupart sont d'un jaune citrin ou flavescent. Luisantes et comme cristallisées, elles offrent l'apparence du miel épais, ou ressemblent assez bien, par leur brillant, aux sucs résineux ou gommeux qui découlent de certains arbres. J'observe, du reste, que les planches qui représentent à mes lecteurs les différentes variétés de la Dartre crustacée, donnent l'idée la plus juste de ces nuances.

La Dartre crustacée arrive quelquefois à un très haut degré de violence. Alors, la face des malades se trouve comme masquée par une matière croûteuse, sèche et friable, qui adhère plus ou moins fortement à une peau rouge et enflammée. Le tissu cellulaire se tuméfie à un point extrême. Dans les endroits où les croûtes manquent, l'épiderme est souvent dur et raboteux. On y apperçoit de petites écailles ; mais dans les parties écorchées par la main de l'individu dartreux qui se gratte avec force, la chair vive suinte et offre des petits boutons rougeâtres, qui rendent continuellement un pus ichoreux et quelquefois purulent. Au surplus, il est bien à remarquer que dans une telle circonstance, la peau a une telle disposition à produire des croûtes, que lorsqu'on applique des vésicatoires sur les bras ou ailleurs, on y provoque le développement d'une Dartre absolument analogue à celle qu'on observe sur d'autres parties du corps, tant le système dermoïde est, pour ainsi dire, imprégné dans toute sa masse par le virus herpétique.

Lorsque les croûtes tombent d'elles-mêmes ou par l'effet des topiques émolliens, on voit leur succéder, ainsi que je l'ai déjà dit, des croûtes nouvelles qui reviennent à chaque instant moins épaisses, à mesure que l'inflammation diminue. Enfin, elles cessent de paroître quand l'irritation herpétique est totalement anéantie. Quelquefois pourtant elles restent adhérentes à la peau pendant un temps très-considérable, sur-tout lorsqu'une cause organique fomente ou entretient leur production. C'est ainsi que j'ai vu des croûtes qui avoient séjourné près d'un an sur les jambes d'un malheureux vieillard scorbutique ; elles étoient bosselées, dures, âpres au toucher, ayant presque l'apparence des pierres noircies par la vétusté.

La Dartre crustacée produit communément de très-vives démangeaisons sur la peau. Ces démangeaisons sont comme brûlantes dans la variété que je désigne sous le nom de Dartre crustacée flavescente (*Herpes crustaceus flavescens*). Elles ont un grand rapport avec les cuissons et cette sorte de tension que fait éprouver l'Érysipèle. Elles ont lieu principalement quand les croûtes sont tombées, et que la partie affectée se trouve dépouillée de son épiderme. Dans les Dartres croûteuses qui ont vieilli, les démangeaisons arrivent par accès comme dans les Dartres squammeuses. J'ai donné mes soins à un homme de lettres qui, tous les soirs et à une heure fixe, étoit en butte aux assauts du prurit le plus extraordinaire : alors il se grattoit avec une violence extrême, et en quelques minutes tous ses membres se trouvoient ensanglantés. Il est néanmoins des variétés de la Dartre crustacée, qui ne suscitent point de pareilles souffrances ; telle est, par exemple, celle que j'ai décrite sous le titre d'*Herpes crustaceus musciformis*, à cause de son extrême ressemblance avec les mousses qui vivent sur l'écorce des arbres. Les individus qui en sont affectés se plaignoient à peine d'une légère sensation de prurit. On peut consulter les deux observations que je cite à ce sujet.

La Dartre crustacée peut occuper différens siéges sur le système dermoïde. La crustacée flavescente (*Herpes crustaceus flavescens*) se place presque toujours sur le milieu des joues, et envahit quelquefois toute la région malaire. Elle s'avance, quoique rarement, jusqu'à la commissure des lèvres, et forme un arc circulaire autour de la bouche. Nous l'avons vue se montrer sur le col, sur le front, et même sur le cuir chevelu, chez un individu rachitique. Nous l'avons vue pendante en forme de stalactite à l'une des ailes du nez. Elle se place sur le bout des mamelles des femmes, quand elle est mise en jeu par une métastase laiteuse. Enfin, il est assez ordinaire de voir la Dartre crustacée éclater sur presque toute la surface du corps ; envelopper les cuisses, les jambes, les bras ; s'étendre en larges plaques sur les épaules, le long des reins, et à la partie antérieure du ventre.

Les individus qui sont atteints de la Dartre crustacée, éprouvent des récidives très-fréquentes. J'ai eu occasion de l'observer, pendant le cours de deux années, chez le même sujet : cette affection disparoissoit pour quelques mois, lorsqu'on la combattoit par les moyens ordinaires ; mais elle se remontroit au renouvellement des saisons, et toujours de la manière que j'ai déjà exposée : on voyoit d'abord naître sur la peau rouge et enflammée un groupe de petites pustules, accompagnées d'un léger prurit. De chacune de ces pustules découloit un fluide ichoreux, flavescent, qui se concrétoit, et se changeoit en croûtes cristallines. Enfin, d'autres pustules venoient encore se réunir aux premières qui s'étoient formées, et c'est ainsi que la Dartre s'étendoit et se fortifioit. Une pauvre fruitière avoit été parfaitement guérie par les soins que nous lui avions prodigués à l'hôpital Saint-Louis ; elle sortit, et subit une rechute pour s'être exposée, pendant une heure, à l'action d'un soleil ardent. Il est une foule d'individus qui tous les ans arrivent à l'hôpital Saint-Louis, pour s'y faire traiter de cette même maladie. La peau contracte, pour ainsi dire, l'habitude de ce mode d'éruption, et on a besoin des précautions les plus attentives pour la maintenir dans l'état sain.

La Dartre crustacée n'est point d'un caractère très-opiniâtre ; mais elle résiste long-temps aux remèdes qu'on lui oppose, quand elle est compliquée et fomentée par la diathèse scrophuleuse ou scorbutique. Il est vrai que ces mélanges de symptômes qui appartiennent à diverses affections, sont bientôt reconnus par les yeux d'un praticien exercé ; mais souvent combien sont infructueuses les tentatives auxquelles il se livre pour les guérir ! Un soldat de la garde de Paris avoit éprouvé les écrouelles dans son enfance. À l'âge de vingt-huit ans, il fut atteint de la Dartre crustacée, et nous observâmes que cette éruption fut extraordinairement rebelle aux moyens curatifs, tandis qu'elle disparoissoit assez vite chez d'autres militaires qui étoient doués d'une meilleure constitution. Je ne cite que cet exemple, et j'en pourrois alléguer une foule d'autres. Il m'est fréquemment arrivé de voir des malades radicalement énervés par le scorbut, conserver des restes de cette Dartre pendant des années entières. Tant il est vrai « que le tempérament et l'ydiosyncrasie sont le vrai champ des maladies », s'il m'est permis de me servir de l'expression ingénieuse de Bordeu, et que l'état des forces vitales influe continuellement sur la forme et l'intensité de nos affections morbifiques.

Observations relatives à la Dartre crustacée.

CLXXXIV. *Première Observation.* — La nommée Hélène Thomas, née à Versailles, et employée à une filature de coton, entra à l'hôpital Saint-Louis, pour s'y faire traiter d'une Dartre crustacée flavescente (*Herpes crustaceus flavescens*). Cette fille étoit douée d'un tempérament lymphatique, ses cheveux et ses sourcils étoient chatains, sa peau étoit très-pâle, et sa figure étoit bouffie, &c. Elle accoucha sans aucun accident, au terme ordinaire de la grossesse. Lorsqu'elle fut entièrement rétablie de ses couches, il lui vint sur la joue droite, à la racine du nez et sous le menton, plusieurs petits boutons vésiculeux, qui se réunirent ensuite pour former une large plaque. De ces boutons exsudoit un fluide blanchâtre qui, en s'épaississant, prenoit la couleur d'un jaune citrin. La concrétion de ce même fluide donnoit lieu à la formation d'une croûte qui étoit d'un jaune verdâtre, assez analogue, par son aspect, aux sucs propres qui sortent de l'écorce de certains arbres, qui s'y condensent et en couvrent la surface. Ces plaques croûteuses qui couvroient les joues, étoient accompagnées de démangeaisons vives et comme brûlantes. Elles étoient environnées d'une aréole rouge, absolument semblable à celle de l'Érysipèle. La maladie céda bientôt à la vapeur émolliente de l'eau de guimauve, et à l'usage continué des bains tièdes. Cette femme éprouvoit pour la troisième fois une semblable éruption. J'ai déjà dit que la Dartre crustacée étoit fort sujette aux récidives.

Deuxième Observation. — Il est remarquable que la Dartre crustacée flavescente survient souvent après une exposition plus ou moins prolongée au soleil, ou à d'autres causes excitantes. L'exemple suivant le prouve : Rose-Angélique Dana, âgée de vingt-trois ans, cuisinière à Paris, sollicita son entrée dans notre hôpital, pour s'y faire traiter d'une éruption de ce genre qui lui étoit survenue depuis trois jours. Cette fille étoit d'une constitution forte et vigoureuse ; elle avoit les cheveux et les sourcils noirs, la peau brune. Habituellement exposée au feu des fourneaux, il lui survint des démangeaisons générales au visage, et bientôt il se manifesta de très-petits boutons dans plusieurs endroits de la face. Ces boutons réunis par groupes, fournirent un fluide plus ou moins abondant, qui s'épaissit et se changea en croûtes d'un jaune particulier. Ces croûtes ressembloient à des fragmens d'un miel desséché, ou aux sucs gommeux que fournissent beaucoup d'arbres. Lorsque ces croûtes tomboient, il s'en formoit de nouvelles, qui étoient semblables en tout aux précédentes. La peau qui les supportoit étoit d'un rouge très-enflammé. La malade éprouvoit un tel prurit à son visage, qu'elle ne pouvoit goûter un seul instant de sommeil. Elle guérit promptement par les soins qu'elle reçut à l'hôpital Saint-Louis. Des bains émolliens, un régime doux, suffirent pour la délivrer de cette éruption.

Troisième Observation. — Jeanne-Charlotte Maynard, âgée de dix-huit ans, marchande de bouquets sur les boulevards du Temple, s'étant promenée quelque temps au soleil, fut atteinte d'une Dartre crustacée, dont les caractères étoient les suivans : fixée à la face, et dans le milieu de l'une des joues, elle s'annonça d'abord par un petit point rouge, avec chaleur et grande démangeaison. La peau se couvrit d'une croûte épaisse, d'un jaune brillant nuancé de verd, imitant, par sa couleur et par sa forme, un suc gommeux devenu concret. Cette croûte laissoit suinter par dessous une humeur ichoreuse, qui s'épaississoit du soir au lendemain. Entrée à l'hôpital Saint-Louis, la malade fut soumise à un traitement antiphlogistique, et à des fumigations émollientes. Cette éruption, qui s'étoit considérablement étendue, se dissipa avec une étonnante rapidité. On vit s'opérer pendant quelques jours une légère desquammation furfuracée, qui disparut entièrement, sans qu'on observât la moindre impression ou tache sensible sur la peau, comme cela arrive le plus souvent après de telles affections.

Quatrième Observation. — M. T..., homme de lettres, âgé de cinquante-six ans, d'un tempérament sanguin, né de parens sains, avoit passé une jeunesse extrêmement orageuse, tour-à-tour livré aux excès énervans de l'étude prolongée des sciences abstraites et des femmes ; il avoit cependant joui d'une bonne santé jusqu'à l'âge de quarante-deux ans. A cette époque, il lui survint une éruption à la partie postérieure des deux cuisses. Cette éruption étoit accompagnée de vives démangeaisons ; elle se composoit de croûtes grisâtres, qui tomboient facilement lorsqu'il prenoit des bains. L'usage de quelques bouillons amers parvint à la dissiper entièrement. Durant le cours de 1804, au mois de février, il éprouva un prurit particulier aux pieds et aux talons. Peu après, il lui survint une éruption croûteuse, qui s'étendit progressivement aux jambes et aux cuisses. Il se déclara des démangeaisons qui venoient par crises, et que rien ne pouvoit adoucir. La Dartre présentoit alors les caractères que je vais exposer : les croûtes étoient d'une couleur grisâtre ; elles étoient pressées les unes à côté des autres, et présentoient une forme bosselée lorsque le malade les enlevoit en se grattant. La peau dénuée de ces croûtes, étoit altérée dans sa couleur et dans sa texture. Bientôt ces croûtes tomboient et étoient remplacées par des croûtes nouvelles ; on observoit un suintement presque continuel dans les extrémités inférieures. D'ailleurs M. T... avoit beaucoup d'appétit, et remplissoit assez bien ses fonctions.

Cinquième Observation. — Rosalie Felison, âgée de vingt-quatre ans, d'une constitution lymphatique et caractérisée par la prédominance nerveuse, avoit éprouvé la Teigne et la Dartre furfuracée dans son enfance.

A l'époque de la puberté, il lui survint un petit bouton pustuleux à l'aile gauche du nez. Ce bouton guérit au bout de deux années, par un vésicatoire au col, et par l'usage de quelques remèdes internes. Un jour, elle reçut un violent coup de raquette sur le nez. Dès-lors, gonflement, rougeur et douleur dans cet organe; pendant six mois, presqu'aucun changement : mais il se fit alors, à la partie latérale et droite du nez, une petite ouverture qui donna issue à un liquide assez épais, de couleur jaune-clair. A mesure que cette matière séro-purulente se trouvoit en contact avec l'air, elle s'épaississoit et formoit une croûte cylindrique qui pendoit à la manière des stalactites. C'est cette disposition particulière qui m'a déterminé à désigner cette variété sous le nom de Dartre stalactiforme (*Herpes crustaceus procumbens*). Je parvins à guérir cette éruption par l'application extérieure du calorique, en approchant tous les jours un morceau de charbon ardent près du bouton pustuleux qui formoit la croûte.

Sixième Observation. — Je citerai un second exemple de la Dartre crustacée stalactiforme. Geneviève Grison, âgée de quarante-sept ans, d'une santé habituellement très-foible, en est affectée dans ce moment. Cette maladie semble le résultat du dérangement du flux menstruel, qui, depuis l'époque de cette éruption, n'observe plus ses périodes. Cette Dartre a commencé par une rougeur érysipélateuse, causant une chaleur brûlante et douloureuse à la partie inférieure des deux ailes du nez. On a vu ensuite paroître à l'une de ces ailes, un bouton pustuleux, qui a suppuré, et s'est recouvert d'une croûte analogue en tout à celle décrite dans la précédente observation. Cette croûte ne reste pas long-temps en place. Abreuvée par une certaine quantité de pus, elle tombe au bout de quelques jours pour être remplacée par une autre.

Septième Observation. — Voici une autre variété non moins intéressante de la Dartre crustacée. Alexandre Lebroussard, évantailliste de profession, âgé de seize ans, d'un tempérament lymphatique, et d'une foible constitution, éprouva dans son enfance une gale qu'il porta long-temps sans qu'elle fût soignée, et qui fut ensuite guérie par un traitement méthodique. Depuis cette guérison, Lebroussard fut constamment affecté d'une éruption de petits boutons rouges, accompagnés d'un léger prurit. Cette éruption erratique disparut à quatorze ans, et fut remplacée par trois boutons croûteux permanens. Le premier occupoit le sommet de l'index droit ; le second, l'extrémité inférieure du radius droit; et le troisième, le centre de la rotule du même côté. Si l'on examine ces boutons au moment de leur apparition, on trouve que leur forme a une parfaite similitude avec un bouton de vaccine parvenu à son quatrième ou cinquième jour. Leur aréole est d'un rouge vif, et à leur centre est une petite croûte granulée d'un gris d'abord blanc, puis verdâtre, auquel on trouve absolument l'aspect de la mousse des toits. Un des caractères distinctifs de cette espèce de Dartre, est la lenteur qu'elle met à se développer ; au sixième mois de leur apparition, les boutons n'avoient acquis que le volume d'un pois ordinaire : mais parvenus à ce degré, leur accroissement devint si rapide, que, dans l'espace de quatre mois, celui de l'index étoit de la grosseur d'une fraise, et les deux autres du volume d'une fève des marais. J'ai cru devoir désigner cette variété sous le nom d'*Herpes crustaceus musciformis;* il est très-facile de la distinguer des Dartres qui ressemblent à des lichens.

Huitième Observation. — Un enfant âgé de huit ans, d'une constitution lymphatique, et d'une intelligence très-bornée, a joui d'une assez bonne santé dans ses premières années. Il éprouva, il y a quelques mois, une éruption pétéchiale, qui fut combattue avec succès par les remèdes usités en semblable cas. Il y a peu de temps qu'il fut pris d'une fièvre assez violente, qui disparut avec la même facilité que l'affection précédente. Immédiatement après la cessation de cette fièvre, il survint deux boutons à cet enfant, l'un à la partie interne du bras gauche, l'autre vers le côté externe de l'avant-bras. Ils augmentèrent de volume, et se couvrirent d'une croûte que le petit malade arrachoit souvent, mais qui ne tardoit pas à se renouveler. On administra quelques rafraîchissans, et le sirop antiscorbutique sans aucun succès. Ces deux boutons sont restés dans le même état, et présentent aujourd'hui les apparences suivantes : ils ont à-peu-près la largeur d'une monnoie de vingt sols. La croûte qui les recouvre est fendillée, et masquée par de petites éminences. Son aspect a une analogie frappante avec une mousse. Ces deux tubercules s'aplatissent quelquefois et diminuent sensiblement : mais ils augmentent de nouveau ; ils s'environnent d'un léger cercle inflammatoire, et deviennent un peu douloureux; ils n'occasionnent que très-peu de démangeaisons.

CLXXXV. On peut facilement juger, par la lecture des Observations que je cite, qu'il existe quelques variétés de la Dartre crustacée, dont on n'avoit fait encore aucune mention, et qui sont entièrement nouvelles pour le Pathologiste. Ces Observations m'ont infiniment servi pour compléter la description de cette espèce, dont les auteurs n'ont pu qu'ébaucher le tableau dans leurs ouvrages.

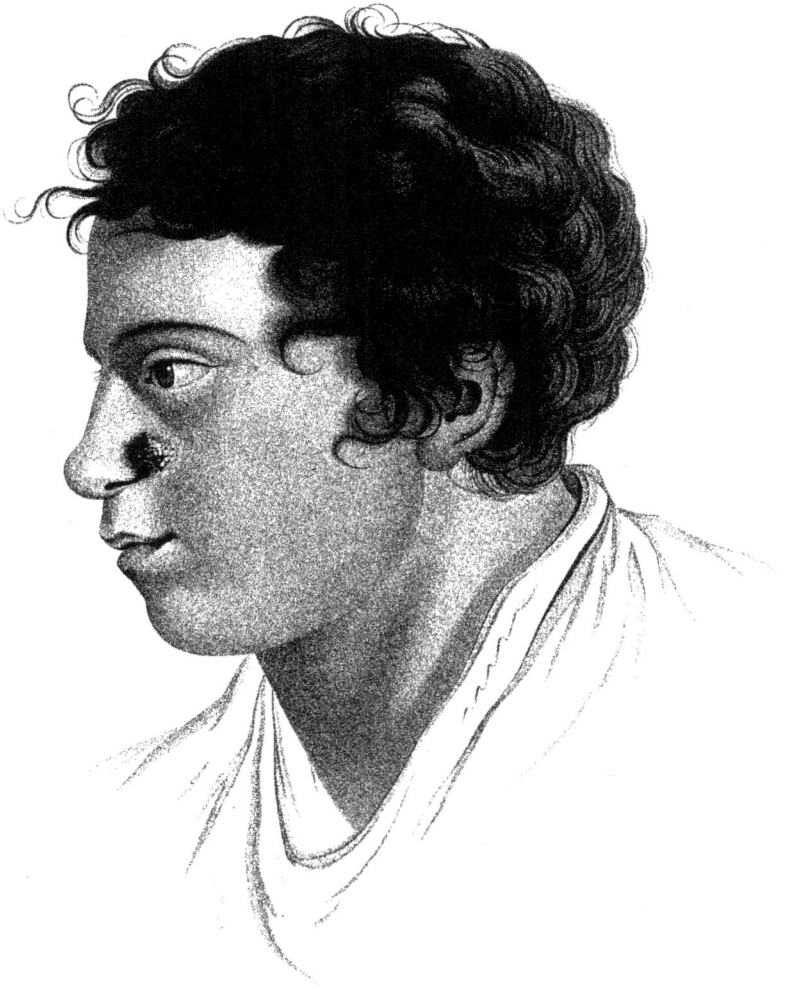

Dartre Rongeante idiopathique.

Moreau Valvile pinx.

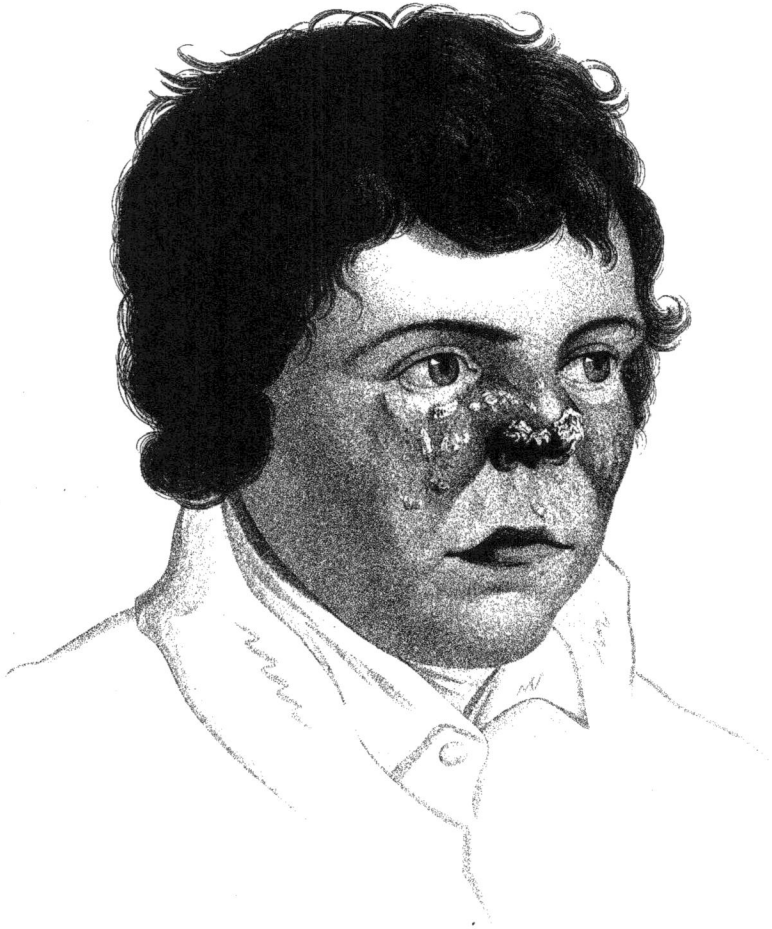

Dartre Rongeante Scrophuleuse.

Moreau Valvile pinx.   Tresca sculp.

ESPÈCE QUATRIÈME.

DARTRE RONGEANTE. *HERPES exedens.* Planche XIX.

Dartre se manifestant sur une ou plusieurs parties des tégumens, par des boutons pustuleux ou ulcères rongeans. Ces boutons ou ulcères, qui fournissent un pus ichoreux et fétide, ne se bornent point à attaquer la peau; ils attaquent et corrodent les muscles, les cartilages, et quelquefois même s'étendent jusqu'aux os.

Obs. Les variétés de la Dartre rongeante dépendent généralement de la cause qui les fait naître. Ainsi on peut distinguer:

A. LA DARTRE RONGEANTE IDIOPATHIQUE. *Herpes exedens idiopathicus.* — Je nomme ainsi celle qui survient sans aucune cause apparente, et qui tient à une dépravation particulière des humeurs, qu'il est impossible de déterminer. On voit souvent se manifester une semblable dégénération, sur des individus dont l'aspect est le plus sain. On croiroit alors que l'infection herpétique est concentrée dans un seul point de l'économie animale.

B. LA DARTRE RONGEANTE SCROPHULEUSE. *Herpes exedens scrophulosus.* — C'est malheureusement la variété que l'on rencontre le plus communément, non-seulement chez les pauvres, mais encore dans les autres classes de la société. Presque toujours la Dartre rongeante doit son existence à la diathèse écrouelleuse, si j'en juge du moins par les faits nombreux que j'ai rassemblés à l'hôpital Saint-Louis.

C. LA DARTRE RONGEANTE VÉNÉRIENNE. *Herpes exedens syphiliticus.* — Je me contente de faire ici une légère mention de cette variété. Comme son histoire est essentiellement liée à celle des exanthèmes vénériens, je renvoie à une autre partie de cet ouvrage l'exposition de faits qui la concernent.

TABLEAU DE LA DARTRE RONGEANTE.

CLXXXVI. Que de noms divers cette Dartre a reçus! Quand une maladie est fréquente, quand elle cause des maux graves ou nombreux, il semble que les langues deviennent plus expressives pour la désigner. L'horreur qu'elle inspire donne plus d'énergie aux descriptions que l'on en retrace. De-là vient que la Dartre dont je vais parler est indiquée, dans les livres de l'art, sous une multitude de dénominations effrayantes, qui peignent, avec plus ou moins de force, l'étendue et l'intensité de ses ravages. C'est ainsi que les titres d'*Herpes exedens*, d'*Herpes estiomenus*, de *Lupus vorax*, de *Papula fera*, de *Formica corrosiva*, lui ont été successivement prodigués.

En effet, quels traits de différence nous présente la marche de cette affection désastreuse, quand on la compare avec celle des autres espèces de Dartre! Celles-ci n'attaquent communément que la peau et le corps réticulaire; mais la Dartre dont il s'agit n'épargne aucun des tissus divers dont le système dermoïde se compose. Elle est le foyer d'une ulcération profonde, d'où s'échappe continuellement une matière purulente, fétide et corrosive, qui va jusqu'à détruire les muscles, les vaisseaux, les membranes, les cartilages, et même les os. Elle fait quelquefois de tels progrès sur la face, qu'elle provoque la chute de tous les poils, en labourant en quelque sorte le visage. Nous avons vu long-temps à l'hôpital Saint-Louis un homme qui avoit entièrement perdu sa barbe, par le triste effet de cette affection désespérante.

Les malades n'éprouvent point sans doute ce prurit si incommode, qui a particulièrement lieu dans les Dartres squammeuses et crustacées; mais ils sont en proie au tourment d'une ardeur dévorante, qui n'est pas moins insupportable, sur-tout quand, par l'intensité des causes, la Dartre se convertit en cancer ulcéré. Cependant il faut aussi le dire: quelquefois la chair est si lentement corrodée, que les malades se plaignent à peine de quelques douleurs obtuses.

Il paroît, du reste, que les phénomènes terribles de cette maladie n'étoient pas très-connus des anciens auteurs, puisqu'il n'en est guère question dans leurs ouvrages. Galien pourtant l'avoit observée; et en parlant des ravages qu'elle cause, il insiste sur le caractère principal qui la constitue, qui est de corroder les tégumens. C'est sans doute parce qu'elle attaque successivement la peau et les parties subjacentes à cet organe, que certains Nosographes ne l'ont point classée parmi les Dartres, et qu'ils ont préféré la désigner sous le nom d'*Ulcère herpétique.*

La Dartre rongeante offre plusieurs degrés aux regards de l'observateur. Avant que cette sorte de décomposition phagédénique se manifeste sur le corps vivant, tout semble annoncer la malignité prochaine des symptômes qui doivent éclater. Le tissu muqueux de la peau rougit avec intensité, devient dur, bosselé, inégal. Une douleur sourde se déclare dans l'endroit même où commence le développement de la Dartre. La surface cutanée est atteinte d'un prurit assez incommode, que les malades cherchent vainement à appaiser par un frottement continuel et très-nuisible. Toutes les papilles nerveuses sont tellement enflammées, que plus ils se grattent, plus ils disposent le système dermoïde à éprouver des démangeaisons nouvelles. Alors, peut-être conviendroit-il de prévenir la formation de ce mal horrible, ou du moins de l'arrêter dès son début; mais les malades savent à peine ce que doit devenir ce premier point d'irritation: très-souvent on n'y ajoute aucune importance, et on ne prend aucune mesure pour détourner un pareil fléau.

Semblable à ces germes funestes de putréfaction, qui détruisent avec promptitude la substance intérieure des plus beaux fruits, ce levain de corruption morbifique se déploie bientôt, sans qu'on puisse arrêter sa

17

marche et son affreux développement. Cette décomposition effrayante marche au gré des causes qui la favorisent ; l'épiderme se soulève, se déchire et tombe; le corps réticulaire s'entame; la peau entière s'irrite, se tuméfie ; du sein d'une pustule ulcérée jaillit une matière ichoreuse d'une qualité si âcre, qu'elle enflamme et rougit les parties environnantes, et qu'elle devient ensuite une des causes les plus actives de l'accroissement du mal. Car, plus cette matière est abondante, plus la Dartre phagédénique étend ses ravages ; dans le cas contraire, quand la source de cette humeur se tarit, la Dartre n'avance point, elle reste stationnaire. Presque toujours, le pus se concrète en une grande croûte, pour former une sorte de couvercle à la partie rongée par la Dartre : si cette croûte tombe, il s'en forme une seconde, &c.

Il est un troisième degré de cette affection, dans lequel elle gagne considérablement en profondeur. Elle traverse, en les corrodant, les parties adjacentes au système dermoïde. Les os sont atteints et cariés ; et c'est alors que la matière purulente devient plus épaisse, plus fétide et plus corrosive. Le sommeil des malades commence à être interrompu; une fièvre lente vient les consumer ; les fonctions internes se troublent et se dérangent, particulièrement la digestion ; il survient une diarrhée qui ne manque pas d'être funeste, parce qu'elle affoiblit journellement les forces.

Enfin, tous les systèmes organiques participent à l'infection locale. Le système lymphatique se prend, et tous les viscères abdominaux commencent à s'engorger; le teint verdâtre des malades annonce que la rate est obstruée; le foie ne tarde pas à subir la même altération; une infiltration gagne bientôt les parties inférieures. Alors le dévoiement devient perpétuel au lieu d'être intermittent; c'est, à proprement parler, un dévoiement colliquatif, auquel succède la mort.

La Dartre rongeante ou phagédénique a un caractère particulier qui paroît la distinguer des autres espèces. Elle est le plus ordinairement solitaire sur un point de la surface de la peau, et toute la violence du mal semble, pour ainsi dire, se rassembler dans un seul foyer. Combien de fois ne voit-on pas des jeunes gens, ou des jeunes filles, ou même des individus de divers âges, atteints de la Dartre rongeante, et chez lesquels le reste du corps est doué d'embonpoint et d'une santé parfaite ? Toutes les fonctions s'exécutent d'ailleurs avec une extrême régularité : la maladie semble parfaitement isolée. Cependant, comme la Dartre rongeante a aussi la marche rampante de toutes les affections herpétiques, on la voit quelquefois quitter un endroit pour se porter sur un autre; dans certaines circonstances, elle attaque successivement plusieurs parties de la face, et laisse la peau universellement labourée par des cicatrices.

Quelques auteurs ont confondu la Dartre rongeante avec le Cancer. Le Pathologiste exercé voit cependant une grande différence entre ces deux affections. Quoique la première fasse éprouver un sentiment de cuisson brûlante, elle exempte néanmoins les individus qui en sont atteints de ces douleurs vives et lancinantes qui caractérisent spécialement le Cancer. D'ailleurs, elle n'a point la même fétidité, ni la même couleur, ni le même aspect. Dans le Cancer, la chair fongeuse s'élève en bourgeons, en tubercules, &c. Les bords de cet horrible ulcère sont durs, calleux, renversés ; les vaisseaux qui s'y distribuent, s'y dilatent et deviennent variqueux. Dans la Dartre phagédénique, au contraire, on ne voit qu'un cercle rouge et enflammé, plus ou moins étendu, qui environne le point pustuleux.

La Dartre rongeante est susceptible de plusieurs complications, dont il ne faut pas négliger l'étude. Lorsqu'elle est combinée avec le Scorbut, elle a un aspect livide, et la peau est, pour ainsi dire, vergetée de taches bleuâtres. Lorsqu'elle tient au vice syphilitique, elle présente une teinte cuivreuse, qui est propre à cette affreuse maladie ; enfin, lorsqu'elle est fomentée par la diathèse scrophuleuse, on apperçoit des élévations charnues, et une telle turgescence du tissu cellulaire, que la tête de certains individus en est monstrueuse. C'est ainsi que la cause radicale qui suscite la Dartre est, en quelque sorte, empreinte sur le mal, lui donne sa physionomie, et se montre d'une manière frappante aux regards de l'observateur.

J'ai déjà fait remarquer plus haut que la Dartre rongeante est presque toujours une et solitaire sur un point particulier de la surface du corps. Je dois ajouter qu'elle semble se jeter de préférence sur certaines parties. C'est ainsi que le visage en est le plus fréquemment atteint, et qu'on la voit ordinairement se manifester sur le nez et sur la lèvre supérieure de la bouche. Comme elle conserve le caractère serpigineux des autres Dartres, quelquefois elle s'avance jusqu'au front, qu'elle ronge profondément. Dans d'autres circonstances, quoique rares, je l'ai vue se déployer à la région des reins et des lombes, &c. Je me souviendrai toujours d'un malheureux cavalier militaire qui éprouva une semblable affection à la partie externe de la cuisse gauche, et qui en mourut. Enfin, je puis dire avoir observé un cas où la peau d'une femme indigente avoit été entièrement lacérée par ce fléau déplorable.

Est-il une Dartre plus redoutable que celle dont je viens de retracer le tableau? Si du moins elle se bornoit à n'attaquer que certains âges, certaines conditions de la vie humaine ! Mais rien n'est épargné; cette dégénération affreuse se rencontre chez les enfans, chez les hommes d'un âge mûr, chez les vieillards ; elle peut atteindre l'un et l'autre sexe; on la trouve chez les riches aussi bien que chez les pauvres, &c. Pourquoi faut-il que l'espèce la plus fatale soit aussi la plus répandue! C'est un spectacle digne de pitié que celui qu'offre l'intérieur de l'hôpital Saint-Louis, lorsqu'on voit promener dans les cours de ce vaste bâtiment cette multitude d'individus, dont le visage est affreusement défiguré, et qui sont privés, par la Dartre rongeante, des traits les plus importans dont se compose la physionomie humaine.

Observations relatives à la Dartre rongeante.

CLXXXVII. *Première Observation.* — Louise-Marguerite Beaudot, âgée d'environ quarante-six ans, exerçant l'état de cuisinière, étoit née à Beaune, de parens très-sains. Elle avoit joui, dans sa jeunesse, d'une santé parfaite. Mariée à vingt-cinq ans, elle eut deux enfans qui se portent bien. Pendant qu'elle allaitoit pour la seconde fois, il lui survint, au côté gauche de la cloison du nez, sur le cartilage, et très-près de l'ouverture antérieure de la narine, un bouton dur, accompagné de démangeaisons assez vives. Cette malheureuse femme appliqua du cérat sur ce bouton, qui fit de tels progrès, qu'en quatre mois la cloison fut percée de manière qu'un liquide porté dans une narine sortoit par l'autre. Elle consulta plusieurs médecins, essaya plusieurs remèdes, enfin vint demander du secours à l'hôpital Saint-Louis. Le mal avoit fait de nouveaux progrès à l'époque où elle se présenta. Voici ce que nous observâmes : un espace quadrilatère, circonscrit, dans lequel se trouvoit compris le nez jusqu'à sa racine, la lèvre supérieure et les joues dans l'étendue d'un demi-pouce de chaque côté ; toutes ces parties étoient gonflées, et offroient une surface polie, de couleur amaranthe, parsemée de plusieurs pustules élevées et arrondies. Ces pustules, après deux ou trois semaines, blanchissoient par leur sommet, et s'ouvroient pour donner issue à une humeur ichoreuse, qui se condensoit, se desséchoit, et formoit des croûtes jaunâtres plus ou moins épaisses, qui se détachoient et tomboient par fragmens. La malade éprouvoit un prurit violent dans les parties affectées, et cherchoit à se soulager en les grattant sans cesse avec ses doigts.

Deuxième Observation. — Jean-Baptiste Bove, âgé de cinquante-trois ans, d'un tempérament robuste, qui n'avoit jamais éprouvé aucune maladie, fut affecté, il y a deux ans, d'une Dartre rongeante qui occupoit toute la surface du nez, la lèvre supérieure, et une partie de la joue. La Dartre commença par l'engorgement de la membrane muqueuse qui tapisse les fosses nasales. Cette membrane s'ulcéra ; il en découla un pus fétide : les ailes du nez étoient très-enflammées. Le malade ayant pris un grand nombre de bains locaux avec l'eau de guimauve, l'irritation établit son siége. De très-petits boutons se manifestèrent à la partie inférieure du nez, à la partie moyenne de la face, et à la lèvre supérieure ; ces boutons laissoient suinter une matière ichoreuse, qui produisoit une très-grande démangeaison. Il ne se forma point de croûtes, mais la peau fut corrodée progressivement dans tout l'espace que j'ai déjà déterminé. Six mois après, la maladie borna ses ravages ; et le malheureux individu qui fait le sujet de cette observation, resta défiguré par de profondes cicatrices.

Troisième Observation. — Nous avons gardé long-temps à l'hôpital Saint-Louis le nommé Delcé, ouvrier à la monnoie, âgé d'environ quarante-six ans, homme d'ailleurs vigoureux et robuste, aussi bien que trois enfans qu'il a eus d'une femme très-saine et très-bien portante. Un jour, il fut soudainement atteint d'une tuméfaction à la lèvre supérieure ; cette tuméfaction se propagea bientôt jusqu'à l'aile gauche du nez. La partie contiguë de la joue étoit enflammée et colorée d'un rouge très-vif. Cet homme disoit n'éprouver d'autre sensation qu'un prurit véhément, qu'il exaspéroit encore par l'habitude qu'il avoit de porter toujours ses doigts sur le siége du mal. J'ai déjà dit qu'il étoit ouvrier à la monnoie, et par conséquent, il avoit presque toujours les mains imprégnées de particules métalliques, ce qui contribuoit pas peu à l'accroissement de l'irritation : aussi la peau commença-t-elle à s'ulcérer ; et déjà la maladie avoit fait de grands progrès, lorsqu'il vint réclamer du secours à l'hôpital Saint-Louis. Je fis appliquer sur le mal des linges baignés dans une dissolution de muriate suroxigéné de mercure, que l'on combinoit par fois avec une dissolution d'opium gommeux. Ce topique borna les ravages de la Dartre rongeante, et le malade resta six mois parfaitement guéri. Au bout de ce temps, il subit une rechute ; mon collègue Richerand le traita par le caustique de Rousselot, qui lui réussit parfaitement.

Quatrième Observation. — Catherine Ratinelle, âgée de soixante-deux ans, blanchisseuse de son état, entra à l'hôpital Saint-Louis dans le courant de l'année 1806. Cette femme étoit affectée d'une Dartre rongeante depuis près de trois mois ; elle ne savoit à quelle cause attribuer sa formation. La Dartre étoit située à la base du nez, occupoit toute la lèvre supérieure, et pénétroit jusque dans l'intérieur des fosses nasales ; la peau environnante étoit tendue, gonflée, et couleur de lie de vin. Ce qu'il y a de très-remarquable dans le cas que j'indique, c'est qu'on observoit à peine une légère suppuration dans les parties affectées ; c'est que la matière ichoreuse étoit en très-petite quantité, et ne formoit aucune croûte : néanmoins le cartilage qui constitue la cloison moyenne du nez fut détruit dans son entier. Il n'étoit pas moins étonnant de voir que cette femme disoit ne souffrir aucune démangeaison, ni aucune sorte de douleur. L'érosion se borna enfin après quatre mois de traitement.

Cinquième Observation. — Éléonore Livon, âgée de vingt-deux ans, ayant contracté plusieurs fois la maladie vénérienne, étoit attaquée depuis seize mois d'une Dartre, située à la partie antérieure du front. Cette maladie avoit commencé par un petit bouton rouge, que la malade déchira avec ses doigts. Ce déchirement donna lieu à une ulcération qui fit peu à peu des progrès ; autour de cette ulcération on vit se développer un certain nombre de petits boutons blanchâtres, qui rendoient une sérosité assez abondante. Le chirurgien, aux soins duquel la malade fut confiée, appliqua des feuilles de joubarbe pliées, qui, au bout de neuf mois, firent disparoître entièrement cette maladie ; mais, quelque temps après, elle fut frappée par une pierre à l'œil. Dès-lors, l'affection primitive reparut ; la peau se gonfla, devint douloureuse, et acquit la couleur d'un rouge cuivreux très-intense, couleur très-ordinaire aux exanthèmes syphilitiques. On mit en usage les amers et l'eau de Van-Swieten. Après une année de soins assidus, l'ulcère se cicatrisa de nouveau ; et depuis cette époque, il n'y a point eu de rechute.

Sixième Observation. — Le cas que nous allons citer est d'un intérêt particulier, parce que la Dartre rongeante n'étoit point à la place qu'elle a coutume d'occuper, et parce qu'elle se compliquoit des symptômes du Scorbut. Il s'agit d'un homme accablé sous le poids des années, d'une constitution très-débile, qui, toute sa vie, avoit été sujet aux affections herpétiques. Comme il étoit en proie à un violent prurit, il tenta différens remèdes qui ne purent que pallier le mal en le répercutant. A l'âge de soixante-quatorze ans, il fit une chute ; on l'apporta à l'Hôtel-Dieu, où il éprouva une tristesse si profonde, qu'il se manifesta subitement une Dartre rongeante sur la partie antérieure du thorax : la peau étoit d'une couleur livide et terreuse. Cette éruption produisit ses ravages avec une promptitude si extraordinaire, qu'en moins de six jours, les tégumens de la poitrine et de l'épaule furent labourés par elle. Il fut alors transféré à l'hôpital Saint-Louis. Je le fis panser avec du cérat soufré par mon élève M. Bachelet ; mais une fièvre adynamique vint le saisir au milieu de ses horribles souffrances : il succomba.

Septième Observation. — La Dartre rongeante se complique le plus souvent de la diathèse scrophuleuse. En voici un exemple ; je pourrois en citer un très-grand nombre. Antoine Broussel, âgé de vingt-sept ans, né à Babeuf, département de l'Oise, de parens très-sains, ne se souvenoit point d'avoir éprouvé aucune affection ni glanduleuse ni cutanée, jusqu'à l'invasion de la maladie actuelle. Il y a quatre ans que, sans cause connue, il lui survint à la partie gauche et supérieure du col, dans la glande sous-maxillaire, un engorgement qui augmenta successivement, et se termina par suppuration, laissant après elle une croûte jaunâtre qui tomboit et se renouveloit par intervalles. Bientôt après on vit paroître au nez, et dans une portion de la lèvre supérieure, un petit bouton vésiculeux, donnant un pus rousseâtre, placé sur une étendue d'un rouge lie de vin, sur les bords de laquelle on observoit de petites végétations charnues ; ces végétations sont le caractère spécial de la présence des scrophules : on les remarque aussi dans la crustacée flavescente, lorsqu'elle est compliquée de cette affection. Quant au bouton vésiculeux dont je viens de faire mention, il avoit profondément ulcéré la peau, et dévoré presque tous les cartilages du nez.

Huitième Observation. — J'ai eu occasion d'observer l'horrible complication de la Dartre rongeante avec le Cancer ; et beaucoup d'élèves furent comme moi les témoins de toutes les circonstances de ce fait. Un militaire, âgé d'environ trente-cinq ans, prétendoit avoir toujours ressenti de la douleur dans l'intérieur des fosses nasales, lorsqu'il se mouchoit. Cette douleur s'accrut d'une manière alarmante, après qu'il eut enduré les fatigues des différentes guerres qui ont eu lieu pendant la révolution française ; il se crut infecté du vice syphilitique, et fit vainement l'essai de plusieurs remèdes. Le mal prit de l'accroissement ; le nez et la lèvre supérieure s'enflammèrent ; la tuméfaction de ces organes fut portée au plus haut degré. On vit se manifester à la surface du nez un bouton pustuleux, auquel succéda l'ulcération de la peau. La démangeaison étoit continuelle, mais peu intense : ce n'étoit effectivement, à l'époque dont je parle, qu'une simple Dartre rongeante. Cependant, le malade étoit dévoré par le chagrin ; il se livra même à un tel désespoir, qu'il voulut plusieurs fois se donner la mort. Après une scène déplorable de ce genre, les symptômes s'exaspérèrent tellement, que l'aspect de l'ulcère fut totalement changé en quelques jours. Ses bords étoient tuberculeux et renversés ; il rendoit une sanie verdâtre si fétide, qu'on n'approchoit du malade qu'avec répugnance. A ce prurit léger qui avoit caractérisé le premier degré de cette maladie, succédèrent des douleurs atroces. « Il me semble, disoit cet infortuné, que des chiens affamés mordent et dévorent mes chairs ». Aussi n'eut-il pas le courage d'attendre la fin de sa destruction ; il s'étrangla avec une corde qui étoit attachée au ciel de son lit.

CLXXXVIII. Ces faits établissent les caractères immuables de l'espèce que je voulois faire connoître. Je n'ai pas eu besoin, comme tant d'autres, de confirmer mes descriptions par l'autorité des observateurs anciens. J'ai vu de mes yeux plus de huit cents individus atteints de cette affreuse maladie : si tous les auteurs pouvoient parler, ainsi que moi, avec cette conviction que donne le spectacle continuel des phénomènes pathologiques, nous aurions des tableaux plus vrais.

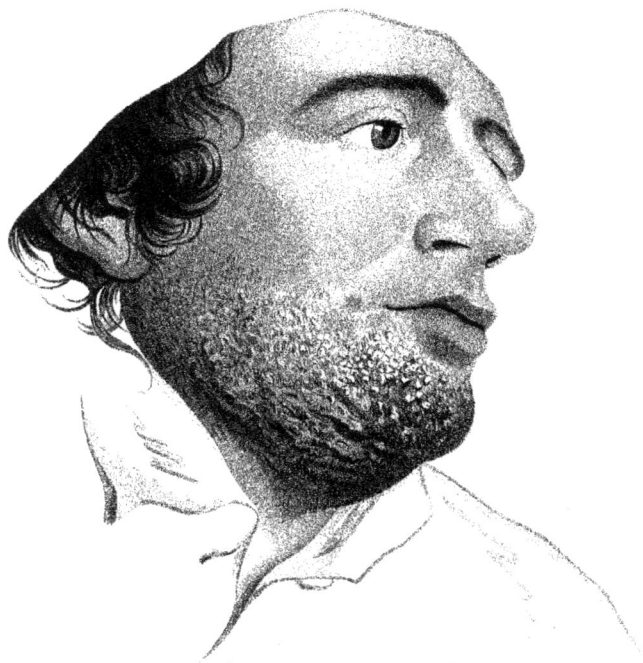

Dartre Pustuleuse Mentagre

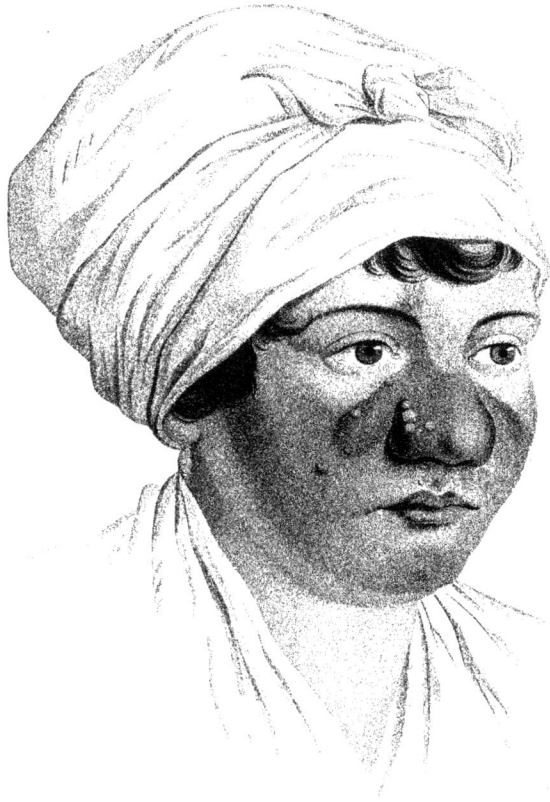

Dartre Pustuleuse Couperose!

Moreau Valade pinx.

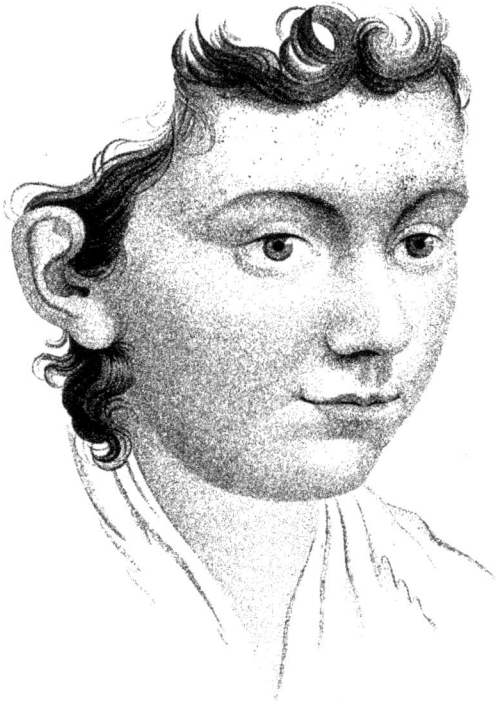

Dartre Pustuleuse Miliaire.

Moreau Valvile pinx.   Tresca sc.

ESPÈCE CINQUIÈME.

DARTRE PUSTULEUSE. *HERPES pustulosus.*

Dartre se manifestant sur une ou plusieurs parties des tégumens, par des pustules plus ou moins volumineuses, plus ou moins rapprochées. La matière contenue dans ces pustules se dessèche, et forme des écailles et des croûtes légères qui tombent, et sont communément remplacées par des taches ou maculatures rougeâtres.

Obs. J'ai rencontré cette Dartre sous une multitude de formes différentes. Les variétés les plus communes sont :

A. LA DARTRE PUSTULEUSE MENTAGRE. *Herpes pustulosus mentagra.* — Cette variété a reçu sa dénomination du siége qu'elle occupe le plus ordinairement. En effet, elle attaque presque toujours le menton. Elle est sur-tout très-opiniâtre chez l'homme, à cause des poils de la barbe constamment coupés par le rasoir. On présume sans peine que l'action de cet instrument ne contribue pas peu à entretenir l'irritation sur cette partie de la peau.

B. LA DARTRE PUSTULEUSE COUPEROSE. *Herpes pustulosus gutta-rosea.* — Celle-ci occupe principalement le nez, le haut des joues, les pommettes, et sur-tout le front. Les ivrognes y sont très-sujets, ainsi que ceux qui boivent avec excès et habituellement des liqueurs spiritueuses. J'ai observé que cette variété étoit souvent compliquée d'une affection scorbutique des gencives.

C. LA DARTRE PUSTULEUSE MILIAIRE. *Herpes pustulosus miliaris.* — Cette variété se compose de petits grains blanchâtres et luisans, absolument semblables à des grains de millet. Elle attaque souvent le front des jeunes filles qui approchent de la puberté.

D. LA DARTRE PUSTULEUSE DISSÉMINÉE. *Herpes pustulosus disseminatus.* — Nous l'avons ainsi nommée, parce qu'elle se compose de boutons rougeâtres et dispersés çà et là sur la peau. Ces boutons sont beaucoup plus gros que ceux des variétés précédentes : ils sont d'un caractère très-opiniâtre ; et lorsqu'ils viennent à s'éteindre, ils laissent des taches d'un rouge sale sur la peau. Elle se manifeste ordinairement sur la poitrine, derrière les épaules, quelquefois sur le visage.

TABLEAU DE LA DARTRE PUSTULEUSE.

CLXXXIX. Je ne trouve pas que cette espèce ait été fort exactement décrite par les auteurs. Cependant, c'est une des plus fréquentes, et on la rencontre dans toutes les classes d'individus. Tâchons de ne rien omettre dans une description aussi importante. Je lui ai donné le nom spécifique de *pustuleuse*, pour exprimer le phènomène le plus apparent qui la caractérise. La peau rougit, s'élève et forme un bouton proéminent ; bientôt la tête du bouton blanchit, ce qui décèle la présence d'une certaine quantité de pus. Ce pus se dessèche et forme une écaille ou croûte légère qui tombe ou reste plus ou moins long-temps adhérente à la surface cutanée. A côté de ces boutons desséchés, s'élèvent d'autres boutons qui suivent absolument la même marche.

Mais combien ces boutons pustuleux varient par leur forme, leur volume et leur situation ! Souvent, ainsi que je l'ai indiqué plus haut, ils sont petits, enflammés, environnés d'un cercle rougeâtre, et grouppés en corymbe sur le menton ; plus souvent encore, cette éruption partielle masque, pour ainsi dire, le haut du visage, tuméfie le tissu de la peau, et lui donne une couleur rosée. Quelquefois aussi les petits boutons diffèrent des précédens, en ce qu'ils sont d'un gris luisant comme la perle, ce qui leur donne l'apparence des grains de millet. Ils se manifestent d'ordinaire à la partie supérieure du front. Enfin, la Dartre dont il s'agit est assez fréquemment caractérisée par des pustules solitaires plus volumineuses que de coutume, de la grandeur d'un pois, qui sont éparses çà et là sur différentes parties du système dermoïde, qui pourtant s'étendent, se multiplient insensiblement, jusqu'à ce qu'elles se touchent et deviennent en quelque sorte confluentes.

Les Pathologistes doivent apprendre à bien discerner les pustules qui tiennent véritablement à la diathèse dartreuse ; car leur aspect ne suffit pas toujours pour faire juger de leur nature. Combien de fois ne voit-on pas des boutons à peine apparens sur la peau susciter un prurit très-violent, tandis que d'autres boutons d'un volume assez considérable ne produisent aucune sensation pénible ! C'est ainsi, par exemple, que les pustules phlegmonneuses qui sont le résultat d'une irritation simple du système dermoïde, n'excitent que quelques douleurs pulsatiles ; elles mûrissent et se dessèchent promptement, ne laissant que des traces légères de leur apparition. Les pustules dartreuses, au contraire, sont d'un caractère très-opiniâtre, s'étalent en groupes sur l'organe cutané, y restent pour ainsi dire immobiles, le fatiguent d'un prurit importun dont nous reparlerons plus bas et qui semble augmenter par certaines influences de l'air atmosphérique, prurit qui est plus fatigant que la douleur même ; ces pustules reposent en outre sur une base colorée par un rouge obscur et violacé, indice infaillible de toute inflammation chronique.

Il est aussi des pustules qu'il faut plutôt regarder comme des excrétions salutaires, que comme le résultat d'un état morbifique du système dermoïde, et qui doivent être considérées comme la crise d'un vice intérieur déjà existant dans l'économie animale ; elles fournissent issue à une matière d'irritation, qui, transportée sur une autre partie, y produiroit vraisemblablement de grands ravages. Il en est d'autres qui sont occasionnées par les intempéries de l'air et des saisons, par l'action du soleil, ou qui proviennent d'une suppression subite de la transpiration, &c. Pourroit-on les confondre avec les pustules dartreuses ? pourroit-on également ne pas séparer de ces dernières les pustules que les anciens nommoient *atrabilaires*, et que l'on remarque souvent

18

sur le corps des hommes bilieux et hypochondriaques, ainsi que celles qui dérivent de la cachexie scorbutique, et que j'ai si fréquemment observées dans l'intérieur des salles de l'hôpital Saint-Louis?

Je reprends le tableau de la véritable Dartre pustuleuse. Rien, sans contredit, n'est plus digne de notre étude que ces foyers ou centres particuliers d'irritation, dans lesquels vient, pour ainsi dire, se déposer tout le levain morbifique du corps vivant. J'ai déjà parlé de la forme et de la disposition qu'affectent les pustules herpétiques; mais j'ai eu sous les yeux d'autres phénomènes dont il est important de faire mention. Il n'est pas rare de voir la peau généralement bosselée, et comme parsemée de durillons. D'autres fois, il y a un tel désordre dans les glandes sébacées, que la surface de l'épiderme en est totalement grasse et onctueuse. Cette matière huileuse se déclare principalement le long des ailes du nez, sur les pommettes, sur les parties latérales des joues, &c. Les malades la font aisément sortir, lorsqu'ils pressent la peau avec leurs doigts, et alors elle a la consistance de la cire, ou du suif.

J'ai déjà eu occasion d'indiquer les principales parties de la peau qu'affecte d'ordinaire la Dartre pustuleuse. On a vu qu'elle se manifeste sur-tout au menton, à la partie supérieure des joues, au front, qu'elle se déploie aussi dans quelques circonstances sur le devant de la poitrine ou derrière les épaules. Mais quelquefois ce redoutable exanthême se porte sur d'autres parties de l'organe cutané. J'ai observé une Dartre de cette espèce sur la tête chauve d'un homme dont les sourcils étoient blonds, et dont la constitution étoit éminemment lymphatique. Cette Dartre disparoissoit pendant l'hiver; mais durant le cours de l'été, elle sévissoit avec une telle violence, que ce malheureux pouvoit à peine mettre un chapeau. L'expérience me démontre aussi tous les jours que la Dartre pustuleuse peut atteindre les organes de la génération dans les deux sexes, et alors, des observateurs superficiels l'attribuent quelquefois sans aucune sorte de fondement à une infection syphilitique. Enfin, elle s'introduit assez fréquemment jusque dans l'intérieur des fosses nasales, se propage jusque sur la membrane muqueuse de la bouche, attaque les bords des paupières, et obstrue plus ou moins l'exercice de la vision, par l'irritation continuelle qu'elle entretient sur le globe de l'œil.

Quel que soit, du reste, le siége qu'occupe la Dartre pustuleuse, je dois ajouter que cette affection a des rapports très-singuliers avec l'état morbifique des viscères. Je pense même que le point de vue n'a point assez frappé jusqu'à ce jour les Praticiens qui se sont occupés de l'étude des affections herpétiques. J'ai été témoin d'un fait intéressant, au sujet de la variété que je désigne sous le nom de Dartre miliaire (*Herpes pustulosus miliaris*). L'éruption de cette Dartre se trouvoit coïncider avec un engorgement du foie très-manifeste. L'individu avoit le teint jaune et bilieux. Ce qu'il y avoit de très-remarquable, c'est que la joue du côté droit étoit constamment couverte d'un plus grand nombre de boutons que celle du côté gauche. C'est ici le lieu de rappeler l'action particulière de l'utérus sur la Dartre pustuleuse: qui n'a pas eu l'occasion de se convaincre que celle-ci augmente considérablement d'intensité à l'approche de la menstruation!

Chaque espèce d'exanthême a, pour ainsi dire, un genre de prurit qui lui est propre. Si dans quelques circonstances les malades atteints de la Dartre pustuleuse éprouvent à peine quelques démangeaisons légères, dans d'autres circonstances ils ont la face toute enflammée, et souvent ils sont contraints de la baigner dans l'eau fraîche pour appaiser les feux irritans qui la dévorent: c'est ce qui arrive souvent à ceux dont la figure est couperosée. Ils ressentent comme des bouffées de chaleur qui leur montent à la tête, après qu'on a bu ou mangé, après le coït ou après un exercice fatigant. C'est sur-tout lorsqu'ils s'approchent du feu, qu'ils sont douloureusement affectés. L'action du calorique excite sur la peau une sensation analogue à celle que pourroient occasionner les piqûres simultanées de plusieurs aiguilles; c'est quelquefois une douleur pungitive, et d'autres fois un prurit brûlant. La pustuleuse montagre donne lieu à des fourmillemens qui augmentent sur-tout le soir; c'est un picotement léger qui a quelque rapport avec celui qui résulte de l'apposition d'une mouche sur la peau. Dans la pustuleuse miliaire, qui attaque spécialement le front, la peau qui recouvre les tempes se trouve dans un état de tension fort incommode. Dans la pustuleuse disséminée, les démangeaisons sont véhémentes et surviennent par intervalles. Elles occasionnent comme un grand feu.

La Dartre pustuleuse varie singulièrement par l'intensité de ses symptômes. Quelquefois, elle est à peine apparente, et la peau ne présente qu'un aspect papuleux. Mais insensiblement le point central de chaque papule blanchit et se remplit d'une certaine quantité de pus. Ce phénomène s'effectue avec plus de promptitude encore, si l'individu se plonge dans un bain chaud, s'il se livre au sommeil. Alors la peau devient rouge, les boutons grossissent, et parviennent rapidement à leur maturité. Mais il est des cas où on n'apperçoit sur le visage que des rougeurs légères qui animent et enflamment le teint. La maladie est même si commune sous cette forme, que les personnes qui en sont affectées la portent souvent toute leur vie sans y ajouter la moindre importance. Ce n'est que lorsque les boutons sont très-considérables, comme par exemple, dans la pustuleuse montagre et la pustuleuse disséminée, que les malades cherchent la guérison; car ces boutons répandent quelquefois une matière ichoreuse, qui a une certaine fétidité, qui se convertit en croûtes, et qui est même susceptible de produire une véritable ulcération.

Observations relatives à la Dartre pustuleuse.

CXC. *Première Observation.* — Pierre Duchemin, âgé de trente-deux ans, né de parens très-sains, n'avoit été sujet dans sa jeunesse qu'à de légères fièvres, qui survenoient au renouvellement des saisons. Parvenu à l'adolescence, il fut conduit en Hollande, pour y faire la guerre. Il eut beaucoup à souffrir, étant obligé de camper sur la terre; aussi devint-il malade, et long-temps il resta dans l'impossibilité de se servir de ses membres. Dix-huit mois environ s'étoient écoulés depuis son retour à Paris, lorsqu'il éprouva sur le menton une éruption forte de petites pustules, très-rapprochées les unes des autres, élevées en pointe, ayant une couleur d'un rouge foncé ou amaranthe, se couvrant par leur dessiccation d'une croûte mince ou écaille blanchâtre. Ces pustules étoient accompagnées de cuissons assez vives, qui contraignoient le malade à se gratter sans cesse. Le mal s'accrut, malgré les remèdes que l'on mit en usage. Les boutons s'enflammèrent davantage par le défaut de régime, se réunirent, et formèrent bientôt une plaque tuberculeuse, dont l'aspect étoit hideux. Les démangeaisons étoient plus considérables aux approches de la nuit. Le soufre administré en topique, des bains généraux et partiels émolliens parvinrent à guérir cette dégoûtante affection, qui forme une variété de la Dartre pustuleuse, à laquelle j'ai donné le nom d'*Herpes pustulosus mentagra*, à cause de la partie du visage qu'elle affecte le plus familièrement.

Deuxième Observation. — Un parfumeur, âgé de cinquante-deux ans, fort et bien constitué, avoit éprouvé dans sa jeunesse plusieurs maladies vénériennes et psoriques, dont il disoit avoir été complètement guéri. Long-temps après il fut atteint de la Dartre pustuleuse mentagre (*Herpes pustulosus mentagra*). La maladie n'offroit à son début que deux pustules séparées entre elles par la symphise du menton, ayant tous deux le caractère du Clou ou Furoncle, fournissant une grande quantité d'un pus jaunâtre et des bourbillons très-consistans. Les croûtes qui recouvroient ces pustules furent enlevées par le rasoir. Dès ce moment, il en parut beaucoup d'autres, et en huit jours elles environnèrent toute la houppe du menton, et se groupèrent sur cette partie. Aujourd'hui, cette Dartre est formée par trente ou quarante petites pustules, plus ou moins grosses, tantôt rapprochées, tantôt éloignées, ayant une peau maculée, cicatrisée et raboteuse. Chaque petite pustule, après que le pus en est sorti, offre une forme d'entonnoir, dont la partie la plus évasée est rouge et enflammée; les pellicules qui recouvrent ces pustules sont minces, d'une couleur blanche, s'enlèvent facilement. La couleur de la Dartre diffère encore selon que celle-ci est enflammée, sèche ou humide. La matière qu'elle fournit est tantôt un pus blanc, tantôt un pus sanguinolent; d'autres fois, c'est une matière séreuse, roussâtre, très-fétide, dont le malade compare l'odeur à celle des marécages. Par intervalles, le malade éprouve des démangeaisons intolérables, sur-tout quand la Dartre est à son début. Les douleurs sont aussi très-considérables lorsque le pus est liquide et sans consistance; lorsque les symptômes locaux sont portés à un très-haut degré, il survient une chaleur générale très-forte, l'insomnie et quelquefois la fièvre avec éruption de taches rougeâtres, qui ne s'élèvent guère au-delà du niveau de la peau, et disparoissent en partie quand la Dartre du menton est très-humide.

Troisième Observation. — L'observation que je vais citer se rapporte à la variété de la Dartre pustuleuse, qu'il convient de désigner sous le nom de Dartre pustuleuse couperose (*Herpes pustulosus gutta-rosea*). Marie Lemercier, âgée de trente-six ans, d'un tempérament sanguin, n'avoit eu d'autre maladie que deux ulcères aux jambes, qui étoient depuis long-temps guéris. Elle perdit son père, et en ressentit un si vif chagrin que ses règles se supprimèrent pour ne plus reparoître. Dès-lors, une petite Dartre qu'elle avoit sur le dos du nez, se répandit sur les pommettes, sur le front et sur le menton; la peau se tuméfia, devint rugueuse, se masqua de taches rosacées, et prit en un mot tous les caractères de la couperose. Les boutons qui s'y manifestoient étoient de la grosseur d'une tête d'épingle et contenoient un fluide jaunâtre. Ce fluide en se desséchant, formoit de légères croûtes grises, et laissoit par dessous la peau très-rouge. Elle éprouvoit des démangeaisons très-vives le soir et même pendant la nuit; c'est sur-tout à la suite de ces démangeaisons et de cette chaleur que les boutons étoient plus nombreux.

Quatrième Observation. — Nous avons traité à l'hôpital Saint-Louis une jeune femme, qui avoit un penchant continuel à l'ivrognerie. Cette funeste habitude finit par développer sur une partie de son visage, vers la racine du nez et les deux pommettes, une éruption de pustules rouges, peu éloignées les unes des autres; ces pustules un peu dures, obtusément douloureuses, suppuroient avec lenteur, et se terminoient par une desquammation furfuracée. Les écailles adhéroient néanmoins avec assez de force à la peau. La femme avoit eu plusieurs grossesses, durant lesquelles la couperose augmentoit d'une manière si frappante, que la face étoit d'une couleur lie de vin. En général, toutes les causes stimulantes, tant locales que générales, contribuoient beaucoup à son développement. Les reproches qu'on lui adressoit, les agitations de la crainte, &c. paroissoient redoubler l'éruption.

Cinquième Observation. — J'ai fait dessiner dans cet ouvrage la tête d'une demoiselle âgée d'environ dix-huit ans, laquelle étoit atteinte d'une Dartre pustuleuse miliaire (*Herpes pustulosus miliaris*). Cette éruption avoit particulièrement son siège sur la partie supérieure et sur les deux parties latérales du front, à l'endroit où commencent les cheveux. Elle étoit composée d'une multitude de très-petits boutons, entourés d'une très-petite aréole rouge et enflammée, sur-tout quand la jeune malade se grattoit. Les uns étoient isolés, les autres plus rapprochés. La plupart de ces boutons, quand la malade ne se grattoit pas, étoient d'un gris luisant, qui les faisoit absolument ressembler pour la forme à des grains de millet. La demoiselle qui éprouvoit cette affection, étoit forte, vigoureuse et robuste, et n'étoit fatiguée que par les démangeaisons vives qui tourmentoient son front.

Sixième Observation. — Le fait que je vais rapporter est absolument analogue au précédent; mais il est infiniment plus grave. Mademoiselle Hazon, âgée de treize ans, d'un tempérament sanguin et bilieux, ayant les cheveux châtains, nous a présenté l'observation d'une Dartre pustuleuse miliaire, dont les caractères étoient les suivans : la peau offroit une teinte sale; elle étoit rude, et dans quelques parties laissoit tomber des écailles furfuracées, lorsqu'on la frottoit. Mais l'altération la plus remarquable consistoit dans une multitude de petits boutons qu'on observoit au front, aux joues, au menton, mais sur-tout aux organes de la génération et à la face interne des deux cuisses. Ces boutons, qui étoient rapprochés comme par plaques, excitoient un prurit insupportable. On voyoit à leur sommet des petites vésicules blanches, remplies d'une humeur plus ou moins épaisse et comme puriforme. Depuis deux ans, cette maladie persiste avec une ténacité surprenante.

Septième Observation. — La nommée Jeanne-Marie Boucher, âgée de trente-sept ans, est affectée depuis cinq mois d'une Dartre pustuleuse disséminée (*Herpes pustulosus disseminatus*). Cette femme attribue l'origine de cette maladie à un remède secret qu'un chirurgien lui fit prendre. Aussi-tôt qu'elle en eut fait usage, elle éprouva une éruption de boutons semés çà et là sur différentes parties du corps, telles que la poitrine, les épaules, le col et le visage. La malade s'étant frottée avec du précipité rouge, les boutons, au lieu de disparoître, devinrent plus gros, plus nombreux, et d'une couleur très-rouge; le nez en étoit recouvert, au point qu'il étoit bosselé et inégal. Ces boutons ne suppuroient qu'après un temps très-long; alors, ils se couvroient d'une écaille blanchâtre, lenticulaire; quand cette écaille étoit tombée, il restoit une tache d'un rouge foncé, qui mettoit beaucoup de temps à se dissiper.

Huitième Observation. — J'ai observé la même variété de Dartre chez le nommé Gonot; cette maladie s'étoit jetée sur toutes les parties de son corps, mais principalement sur son visage. Elle consistoit dans de très-gros boutons disséminés çà et là, et paroissant avoir un siège très-profond dans le système dermoïde. Nous observâmes en outre que la peau étoit piquetée de petits points noirs, comme si elle avoit été frappée d'un coup de pistolet, et que la poudre se fût incrustée dans le tissu dermoïque. La Dartre atteignit le malade jusque dans l'organe de la vue, au point qu'il ne pouvoit ni ouvrir les yeux ni supporter la lumière, et qu'il étoit contraint de porter des conserves. Il ressentoit aux paupières des douleurs picotantes et dans tout le corps des démangeaisons très-vives. Intérieurement, c'étoit un grand feu qui lui causoit des insomnies accablantes. Pour se soulager, il arrosoit son visage avec de l'eau fraîche : il auroit désiré y mettre de la glace. C'est sur-tout lorsqu'il avoit mangé que les boutons grossissoient et causoient un bien plus violent prurit. Le même phénomène avoit lieu lorsqu'il entroit dans un endroit chaud, dans une assemblée, &c. D'ailleurs, le sommeil étoit bon, et toutes les fonctions s'exécutoient chez lui avec régularité.

CXCI. Le tableau que je viens d'offrir à mes lecteurs, peut facilement faire juger combien la Dartre pustuleuse est modifiée dans ses formes, et combien les auteurs sont peu fondés, lorsqu'ils traitent isolément dans leurs ouvrages des variétés d'affection qui se rapportent toutes à une seule espèce. En effet, les pustules que nous avons eu occasion de décrire, suivent à-peu-près la même marche; elles peuvent sans doute différer par leur situation et par leur volume; mais leurs principaux phénomènes sont identiques.

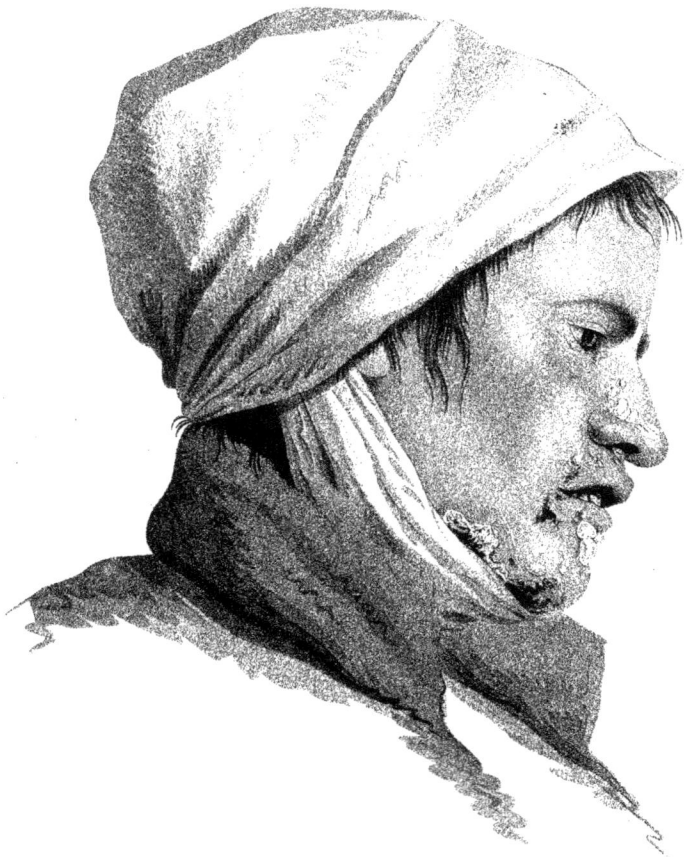

Dartre Phlycténoïde Confluente.

Moreau Valode pinx.

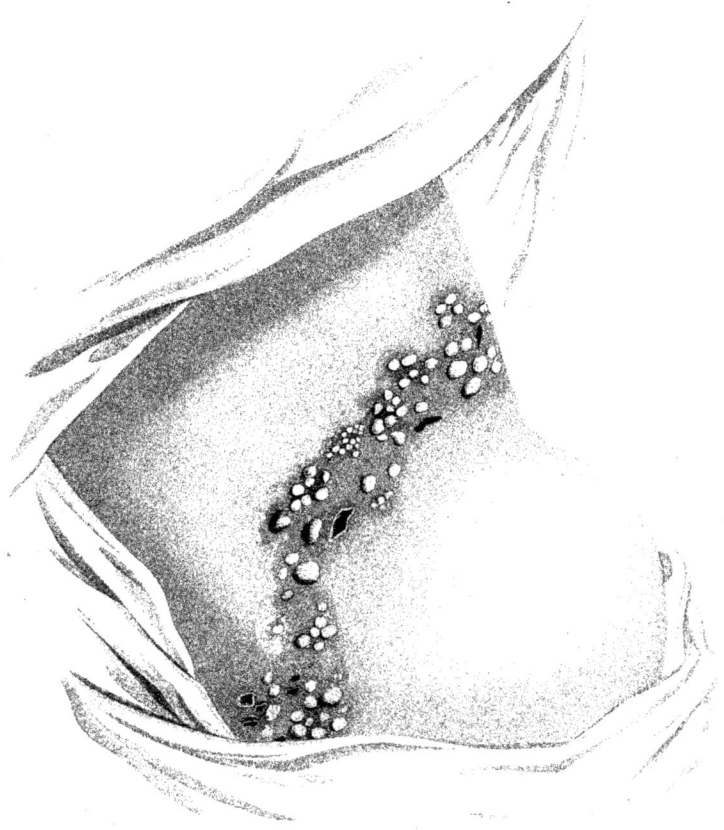

Dartre Phlyctenoïde en Zone.

Moreau Valentin pinx.

Louis sculp.

ESPÈCE SIXIÈME.

DARTRE PHLYCTÉNOÏDE. *HERPES phlyctenoïdes.* Pl. XXIII et XXIV.

Dartre se manifestant sur une ou plusieurs parties des tégumens par des phlyctènes de forme et de grandeur variées. Ces phlyctènes ou vésicules produites par le soulèvement de l'épiderme et remplies d'une sérosité ichoreuse, laissent après leur dessiccation des écailles rougeâtres analogues à celles qui suivent la terminaison de l'Erysipèle.

Obs. Cette espèce offre plusieurs variétés. J'ai distingué dans le cours de mes recherches :

A. LA DARTRE PHLYCTÉNOÏDE CONFLUENTE. *Herpes phlyctenoïdes confluens.* Dans cette variété, les vésicules sont répandues en si grand nombre sur toute la surface du corps, qu'elles se touchent et se confondent. Ces vésicules sont néanmoins séparées par des échancrures, qui permettent très-bien de juger leur forme et leur volume. J'ai observé deux cas de ce genre à l'hôpital Saint-Louis, dont l'issue a été funeste. L'autopsie démontra que des vésicules très-multipliées s'étoient pareillement établies dans l'intérieur de la bouche, de l'estomac et du conduit intestinal.

B. LA DARTRE PHLYCTÉNOÏDE EN ZONE. *Herpes phlyctenoïdes zonæformis.* C'est celle que les auteurs ont décrite avec le plus de soin et d'exactitude. Ils la désignent dans leurs ouvrages sous le nom de *Zona*, de *Zoster*, etc. Ils lui donnent quelquefois le titre vulgaire de *Sangle*, de *Feu sacré*, ou de *Feu Saint-Antoine*, etc. Plusieurs d'entr'eux la rapportent au genre des Erysipèles ; mais d'autres la classent avec plus de fondement parmi les affections herpétiques. En effet, tous les phénomènes qui constituent sa marche, justifient ce rapprochement. La Dartre phlycténoïde dont il s'agit, se déclare par des vésicules pisiformes, très-prurigineuses, qui se réunissent en corymbe et s'étendent en manière de ceinture depuis l'épine du dos jusqu'à la ligne blanche. Il est très-remarquable, que cette éruption n'occupe constamment qu'un seul côté du corps : du moins les exemples contraires sont-ils rares. Elle rampe tantôt au-dessus, tantôt au-dessous de l'ombilic.

TABLEAU DE LA DARTRE PHLYCTÉNOÏDE.

CXCII. La Dartre dont je vais tracer la description, avoit été improprement désignée par quelques auteurs sous le nom de Dartre *miliaire* ; car les phlyctènes ou vésicules qui la forment, ne ressemblent guère à des grains de millet que dans les premiers jours de son développement. J'ai préféré en conséquence la qualifier, d'après la nature de l'éruption qui domine sur la peau. Je pense aussi qu'on a fort mal-à-propos séparé de cette espèce plusieurs variétés qui s'y rapportent. C'est ainsi, par exemple, que le Zoster des Pathologistes appartient manifestement à la Dartre phlycténoïde, et ne doit plus être classé dans le genre des Erysipèles, dont il diffère essentiellement par ses phénomènes.

Cette affection herpétique offre ce caractère particulier, qu'elle est presque toujours accompagnée d'une fièvre plus ou moins violente. Mais cette fièvre qui suit l'éruption, ne se manifeste que par intervalles ; c'est en quelque sorte un accident symptomatique : aussi la Dartre phlycténoïde dure-t-elle quelquefois plusieurs années.

Lorsque cette éruption se déclare, on voit naître çà et là sur la peau des boutons rouges et douloureux, qui se convertissent en petites ampoules pleines d'une sérosité limpide et transparente, laquelle a souvent la couleur d'un jaune paille. Ces vésicules affectent tantôt une figure sphérique, tantôt une figure parfaitement ronde. Il en est qui présentent la forme d'une amande divisée dans sa longueur. J'en ai vu à l'hôpital Saint-Louis qui étoient circulaires et ombiliquées comme des grains de vaccine. Quand elles sont très-considérables par leur volume, elles ressemblent à des bulles de savon, ou à ces vésicules que produit l'application de l'eau bouillante sur les tégumens. Les épispastiques produisent des effets analogues.

La disposition des phlyctènes sur la peau est aussi variable que leur situation. Tantôt elles sont séparées et très-distantes les unes des autres ; tantôt elles se touchent par leurs bords. Lorsqu'elles se confondent et occupent de cette manière l'universalité de la peau, elles constituent une variété que je désigne sous le titre de Dartre phlycténoïde confluente (*Herpes phlyctenoïdes confluens*). Combien de fois ne voit-on pas cet exanthème se propager dans l'intérieur de la bouche, de l'œsophage, de l'estomac et du conduit intestinal !

La Dartre phlycténoïde ne produit pas toujours des ravages aussi étendus : on peut même dire que le plus souvent elle n'attaque qu'une seule partie du corps. Elle forme ordinairement une sorte de bande ou ceinture autour de l'un des reins, en serpentant depuis la colonne épinière jusqu'à la ligne blanche ; c'est alors que le nom de *Zona* ou de *Zoster* lui est généralement donné par les praticiens. Je l'ai indiquée dans cet ouvrage sous celui de Dartre phlycténoïde zoniforme (*Herpes phlyctenoïdes zonæformis*). Des auteurs prétendent qu'elle fait quelquefois le tour du corps, d'où résulte alors un cercle complet. Je n'ai jamais été témoin de ce cas, qui doit être excessivement rare, et qu'on assure être constamment mortel ; mais j'ai vu des éruptions phlycténoïdes entourer le col comme une cravatte, s'étaler en larges plaques sur le cuir chevelu, sur le front, sur le visage, sur la poitrine, s'étendre comme un ruban le long des bras et des cuisses, &c.

Si l'on suit la marche des boutons vésiculeux, on voit que la sérosité qu'ils contiennent, devient trouble, opaque, et qu'elle acquiert plus de consistance : bientôt ils se rompent spontanément, ou s'affaissent en formant des plis et des rides sur la peau. J'ai souvent essayé d'ouvrir avec des ciseaux ces phlyctènes qui n'ont point d'aréole inflammatoire, comme la plupart des autres exanthèmes : la matière ichoreuse s'échappoit, sans que

19

MALADIES DE LA PEAU.

les malades éprouvassent la moindre douleur ; quand je me servois d'une aiguille assez fine, les ampoules se vidoient très-difficilement, et bientôt une quantité nouvelle de fluide s'y accumuloit, en sorte que nous les trouvions de nouveau remplies.

Les vésicules ne se montrent point simultanément sur toute la surface de la peau ; elles se succèdent, pour ainsi dire, les unes aux autres, et leur exsiccation s'opère également d'une manière progressive. Lorsque le travail de la suppuration est terminé, elles changent de couleur ; elles deviennent d'un rouge noirâtre, et se changent en écailles ou croûtes légères, qui sont plus ou moins adhérentes aux tégumens : elles offrent quelquefois l'aspect de plusieurs brûlures, qu'on auroit opérées avec un charbon ardent.

La Dartre phlycténoïde se manifeste avec des démangeaisons aiguës et brûlantes. Ces démangeaisons surviennent comme des crises, et durent plusieurs heures. Quelquefois, ce sont des élancemens difficiles à décrire. J'interrogeois un malade sur le genre de prurit dont il étoit affecté. Il croyoit, disoit-il, être couché sur un porc-épic, dont les pointes traversoient ses chairs. Ce même individu ne pouvoit approcher ses mains du siége du mal, à cause de la trop vive sensibilité des papilles cutanées. Alors il lui étoit impossible d'appaiser ses démangeaisons autrement qu'avec un linge, dont il se frottoit superficiellement et légèrement la peau. Ceux qui sont atteints de la Zone, se croient entourés d'une ceinture de feu. Il y avoit à l'hôpital Saint-Louis un ouvrier qui, non moins malheureux que Prométhée, croyoit sentir des vautours affamés qui lui rongeoient les entrailles. Ce phénomène n'étoit point inconnu. *Herpes præcordia exedens* : telle est l'expression énergique de Tulpius.

Ce qu'il y a de déplorable, c'est que les démangeaisons ne disparoissent pas toujours, lorsque l'éruption s'évanouit. J'ai administré des soins à un homme qui étoit radicalement guéri d'une Dartre phlycténoïde, au point qu'on appercevoit à peine sur la peau quelques légères cicatrices. Cependant il a ressenti, pendant près de huit mois, des cuissons intolérables dans les mêmes parties où existoient auparavant les boutons vésiculeux. Une jeune dame qui avoit été atteinte de la Dartre phlycténoïde zoniforme, long-temps après sa guérison, éprouvoit encore des douleurs analogues à celles qui s'étoient manifestées dès les premiers temps de l'invasion herpétique sur l'hypocondre droit.

Cette affection est sujette à de très-fréquentes récidives. On la voit reparoître, comme les autres Dartres, à des époques plus ou moins éloignées. Souvent les malades quittent l'hôpital Saint-Louis parfaitement rétablis en apparence ; et quelques mois après, ils reviennent avec les mêmes symptômes et les mêmes souffrances. J'ai vu dans quelques cas, lorsque la Dartre phlycténoïde étoit desséchée, les vésicules se rouvrir, et devenir saignantes, causer de nouveau des élancemens insupportables, comme s'il y avoit dans la peau une multitude d'épingles. Il semble impossible, dans certaines circonstances, d'assigner un terme à cette maladie cruelle ; elle renaît en quelque sorte de ses propres cendres.

La Dartre phlycténoïde ou vésiculeuse conduit fréquemment à la mort, lorsqu'elle devient confluente, et qu'elle envahit tout le système des tégumens ; principalement, si elle n'épargne point la membrane muqueuse qui revêt l'intérieur du tube alimentaire. Mais lorsqu'elle n'est que partielle, et qu'elle se borne à une partie du corps, il est rare qu'elle soit dangereuse.

L'éruption herpétique est quelquefois si universellement répandue, que les individus qui en sont frappés perdent la faculté de se mouvoir. Toutes leurs fonctions sont embarrassées : aux douleurs locales, viennent se joindre des souffrances intérieures qui sont d'une violence excessive, des anxiétés, des mouvemens spasmodiques, de fréquentes défaillances. Du reste, les symptômes qui se manifestent, sont absolument analogues à la direction que prend le virus herpétique. S'il se porte vers la tête, il y a céphalalgie, délire, et un affreux tintement d'oreilles ; s'il gagne la poitrine, il y a des palpitations, et une gêne continuelle dans la respiration ; enfin, s'il s'étend jusqu'aux intestins, il survient un sentiment de tension et de brûlure dans l'abdomen et dans les aines ; les malades sont épuisés par une diarrhée colliquative, &c. C'est alors que les urines sont rouges et très-enflammées.

Parlerai-je des ulcérations produites par la Dartre phlycténoïde ? Elles rendent une sérosité noire et sanieuse : presque toujours elles sont superficielles. Cependant la Dartre rampe dans l'intérieur du corps. J'ai observé qu'elle suscitoit une toux opiniâtre, et l'expectoration de quelques crachats purulens. Pourquoi faut-il que, dans cette déplorable circonstance, la déglutition devienne parfois laborieuse et presqu'impossible ? Ce phénomène s'est présenté à moi dans l'hôpital Saint-Louis. D'autres praticiens ont vu la gangrène suivre l'éruption de cet horrible exanthème, provoquer la chûte des phalanges, et causer d'affreux ravages sur tous les membres.

C'est à cause de ces funestes effets, que certains auteurs représentent la Dartre phlycténoïde avec des couleurs si redoutables, qu'ils ont comparé les éruptions de la Dartre phlycténoïde aux éruptions pestilentielles. Ce qu'il y a de très-remarquable, c'est que les symptômes fébriles, qui lui servent de cortège, ne sont pas ce qui constitue le danger de la maladie. On a vu des malades succomber par la seule violence des phlyctènes, qui se multipliant à l'infini, déchiroient universellement l'épiderme, et le couvroient de plaies livides et noirâtres.

Observations relatives à la Dartre phlycténoïde.

CXCIII. *Première Observation.* — J'ai fait graver dans cet ouvrage la tête de la femme qui fait le sujet de notre première observation. (*Voyez* la Planche XXIII.) Anne Brundomy étoit âgée de cinquante-sept ans, lorsqu'elle se présenta à l'hôpital Saint-Louis pour y recevoir nos soins. Elle avoit éprouvé peu d'accidens pendant le cours de sa vie; mais elle essuya un vif chagrin par la perte d'un époux qui avoit toujours été l'objet de ses plus tendres affections. Un jour, après avoir éprouvé quelque embarras dans les voies digestives, elle fut prise spontanément d'une éruption vésiculeuse, qui s'étendit insensiblement à tout le système des tégumens. Ces vésicules étoient ovales; elles se multiplièrent si rapidement, qu'elles devinrent bientôt confluentes : elles n'étoient d'ailleurs environnées d'aucune aréole inflammatoire. Interrogée sur le genre de douleur qu'elle éprouvoit, la malade nous disoit être en proie à un sentiment général de brûlure et de cuisson qu'elle pouvoit à peine supporter. L'éruption fit peu à peu des progrès funestes. Des phlyctènes se formèrent sur la membrane muqueuse de la bouche, de l'œsophage, et de tout le tube intestinal. Il lui sembloit, disoit-elle alors, que des charbons ardens rouloient dans ses entrailles. La malade resta près de dix-neuf mois dans ce triste état. Enfin, durant les quinze jours qui précédèrent sa mort, elle fut en proie aux accidens les plus pressans d'une fièvre adynamique continue. Sa langue sèche et couverte de croûtes, étoit dans certains endroits ulcérée, et présentoit dans d'autres de petites ampoules remplies d'un fluide grisâtre. Les dents étoient fuligineuses, l'haleine très-fétide. A ces accidens, se joignoient un pouls fréquent et dur, une tension de ventre qui étoit très-sensible, et un délire violent et continuel pendant les nuits. La veille du jour où elle expira, les selles étoient abondantes et involontaires, et la respiration étoit très-gênée.

Deuxième Observation. — Il y avoit à l'hôpital Saint-Louis, un commissionnaire, nommé Pierre Roger, lequel étoit âgé d'environ soixante ans. Il fut attaqué d'une Dartre phlycténoïde. Elle se montra sous la forme de pustules séparées, et de la grosseur d'une noisette, sur le moignon, ainsi que sur les parties antérieures et postérieures de l'épaule droite, à la manière d'une écharpe. Le côté interne du bras en étoit également affecté. On en voyoit aussi sur le col et sur le cuir chevelu. Ces vésicules, remplies d'un fluide transparent, s'affaissoient en se ridant, ou se crevoient spontanément, et laissoient le tissu réticulaire à nud. Quelques jours après le desséchement de l'éruption, la peau présentoit des maculatures rougeâtres, comme si on l'eût brûlée avec le feu ou avec l'acide nitrique concentré. Les démangeaisons ne furent pas très-vives; mais il y avoit sur toute la peau un sentiment de tension très-incommode. J'observai encore qu'il survint un flux de sang par le rectum. Cet homme avoit été exposé très-long-temps aux vicissitudes des saisons, et dans l'état de détresse où il se trouvoit, il n'avoit pu se procurer même les choses les plus nécessaires.

Troisième Observation. — Nous avons observé la Dartre phlycténoïde zoniforme chez le nommé Jean-François Lecler, âgé de cinquante-huit ans, qui faisoit l'office d'infirmier dans les salles de l'hôpital Saint-Louis. Il fut attaqué, dans le mois de juillet, des premiers symptômes qui appartiennent à cette variété. Il éprouva des démangeaisons très-vives vers la région lombaire. Plusieurs vésicules se manifestèrent sur cette région; il s'en forma d'autres autour de l'ombilic, et sur les fausses côtes du flanc droit. Elles s'accrurent, et devinrent très-saillantes. En se réunissant à d'autres, elles formèrent des plaques peu étendues. La peau étoit très-rouge et très-enflammée. Le malade y ressentoit des douleurs lancinantes qui l'empêchoient de dormir. Dans le commencement, les vésicules étoient tendues, très-élevées, transparentes, et contenoient un fluide séreux; ensuite elles devinrent jaunâtres et le fluide plus épais; elles finirent par se dessécher; mais la place qu'elles occupoient, est constamment engorgée; elle offre des maculatures d'un rouge foncé, qu'on croiroit indélébiles.

Quatrième Observation. — Autre exemple de la même variété. J'ai observé la Zone chez une jeune dame, qui a bien voulu permettre qu'on dessinât, avec la plus sévère exactitude, le genre d'éruption dont elle étoit atteinte. Consultez la Planche XXIV. Cette Zone étoit composée de petites vésicules plus ou moins rapprochées, qui se remplissoient d'une sérosité ichoreuse. L'exanthème alloit en montant, depuis l'ombilic jusqu'au milieu de la colonne épinière. La malade souffroit des crampes intolérables à la région épigastrique, et les effets de la brûlure dans toute leur énergie. La langue étoit chargée, et la malade n'avoit aucune appétence pour les alimens. Le sommeil étoit interrompu. Ce qu'il y avoit de remarquable, c'est que les glandes des aisselles et des aines étoient un peu engorgées. Les boutons vésiculeux étoient dispersés par plaques, et il y avoit entre ces plaques des intervalles libres. Croira-t-on que depuis deux années cette Dartre n'a cessé de reparoître au renouvellement de toutes les saisons, et qu'alors même que les phlyctènes s'évanouissent, la malade est en proie aux douleurs les plus cuisantes, qui suivent absolument le trajet de la ceinture dartreuse ?

Cinquième Observation. — L'observation que je vais rapporter est intéressante, à cause de la forme particulière des vésicules, qui étoient entièrement circulaires, quoique dépourvues d'aréole inflammatoire. Louis Boucher, âgé de quinze ans, n'avoit jamais éprouvé aucune maladie cutanée. Il fut pris soudainement à la jambe d'une démangeaison dévorante, accompagnée de l'éruption de quelques boutons rouges, enflammés et douloureux. La fièvre se déclara, et l'éruption marcha avec rapidité. A ces premiers boutons, il en succéda d'autres remplis d'une sérosité épaisse. En même temps, il se manifesta des phlyctènes non ovales, mais très-régulièrement arrondies, sans aréole inflammatoire, pleines d'une sérosité grisâtre, bien moins consistante que celle des boutons. Leur apparition étoit annoncée par des douleurs semblables à celles que produiroient des brûlures ou un fort tiraillement. Les vésicules se conservèrent pendant une semaine, au bout de laquelle toutes sans exception s'étoient vidées de leur sérosité. Tous les jours, les bras, les cuisses, le tronc, la face, se couvroient de marques rougeâtres, circonscrites, mais irrégulièrement dispersées, et séparées à une grande distance les unes des autres. C'est à l'endroit de ces plaques que se développoient de nouvelles phlyctènes, qui suivoient absolu-ment la même marche que les premières. L'épiderme soulevé par le fluide, lui donnoit issue en se crevant, se ridoit, s'affaissoit, et restoit collé à la peau, par l'exsudation de la surface enflammée, comme il arriveroit à la cloche d'un vésicatoire exposé à l'air libre. J'ai déjà parlé de plusieurs petits boutons qui se manifestoient dans les intervalles des phlyctènes. Ils étoient remplis d'une humeur blanchâtre, épaisse et puriforme. Ils étoient déprimés dans leur centre, et bordés d'une petite ligne rouge. Ils se desséchoient, et étoient remplacés par une petite croûte brune et rugueuse; ce qui les faisoit ressembler à des grains de petite-vérole. Cette maladie n'a duré qu'un mois; mais le jeune malade a éprouvé souvent ce genre d'éruption.

Sixième Observation. — Souvent la Dartre phlycténoïde se termine par des boutons phlegmoneux, sur-tout chez les indigens et tous ceux qui sont affoiblis par la cachexie scorbutique. Mais un tel accident n'est qu'un phénomène consécutif de l'éruption principale. Dans l'hôpital Saint-Louis, nous avons donné des soins à Geneviève Budot, brodeuse de profession, âgée de vingt-quatre ans, née de parens très-mal sains. Elle n'éprouvoit pourtant elle-même aucune altération dans sa santé, si ce n'est qu'elle étoit fort sujette aux fleurs-blanches. Trois ou quatre fois durant le cours de l'année, elle étoit attaquée d'une fièvre qui persistoit pendant sept ou huit jours, et qui étoit suivie d'une éruption de phlyctènes, d'abord aux seins, ensuite à la partie supérieure des épaules, ainsi qu'à une partie des deux bras. L'humeur contenue dans les phlyctènes étoit d'un clair jaunâtre. La Dartre parcouroit ses périodes ordinaires, et par suite il survenoit une quantité énorme de clous ou furoncles, disséminés sur toutes les parties du corps, se succédant les uns aux autres durant l'espace de six semaines. Ces furoncles ne paroissent pas dans toutes les rechûtes qu'éprouvoit la malade. La cause présumée de ces divers phénomènes morbifiques, tenoit à des chagrins très-prolongés.

CXCIV. J'aurois pu fournir un plus grand nombre d'observations. Quoique cette Dartre soit généralement moins fréquente que les espèces précédemment décrites, j'en ai vu pourtant des exemples très-variés à l'hôpital Saint-Louis. Quand on considère avec quelque attention sa marche et ses phénomènes, on trouve qu'elle a des rapports d'analogie très-marqués avec la crustacée flavescente (*Herpes crustaceus flavescens*). Il est vrai que le genre de l'éruption n'est pas le même : sur l'une, il se manifeste des croûtes; sur l'autre des vésicules. Mais toutes les deux offrent le même caractère d'inflammation, le même genre de sensation; toutes les deux impri-ment à la peau un aspect érysipélateux, &c.

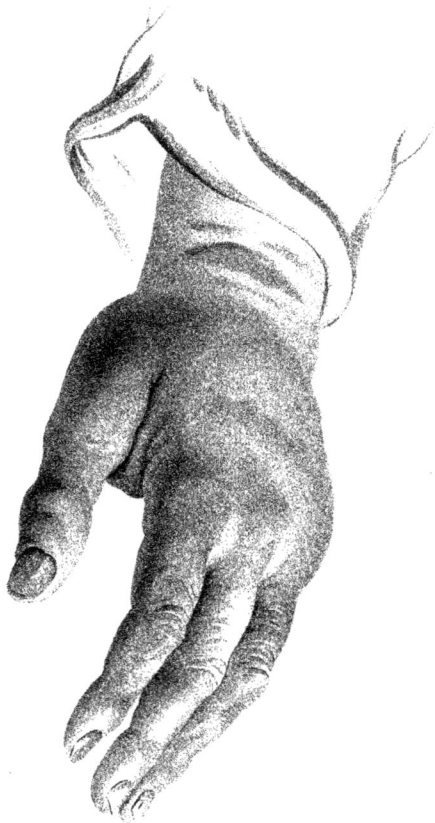

Dartre Erythémoïde.

Mancau Ulrich pinx.

Forma Sculp.

ESPÈCE SEPTIÈME.

DARTRE érythémoïde. *Herpes erythemoïdes*. Planche XXV.

Dartre se manifestant sur une ou plusieurs parties des tégumens, par des élevures rouges et enflammées. Ces élevures, produites par le gonflement du tissu cutané, se terminent à la longue par de légères exfoliations de l'épiderme, analogues à celles de l'érythème.

Obs. La Dartre érythémoïde contient peut-être des variétés que l'observation n'a pu encore découvrir. J'ai rempli l'objet le plus important, qui étoit de signaler d'abord aux yeux des praticiens les vrais caractères de cette espèce. Pourroit-on lui rapporter cette éruption singulière, qui forme çà et là des élevures rougeâtres et comme bullées, semblables aux vésicules plates que font naître sur la peau la percussion opérée avec des orties? Dans ce cas, on la désigneroit sous le nom d'*Herpes erythemoïdes urticatus*. Ces élevures se montrent sur-tout en très-grande quantité sur la peau, lorsqu'on la gratte avec force : elles y occasionnent une démangeaison brûlante. Toute cause irritante, comme, par exemple, la chaleur de l'atmosphère, des alimens salés, ou des liqueurs spiritueuses, etc., peuvent causer leur développement. Elles sont d'une grandeur très-variable. Il en est qui ne surpassent point une grosse tête d'épingle, d'autres qui égalent une pièce de monnoie de dix sols : les unes sont blanches ; on les prendroit pour des vésicules : d'autres enfin sont uniformément rosées dès l'instant de leur apparition. Elles paroissent brusquement et cessent de même : alors la peau n'est plus tuméfiée ; mais on n'y voit ni exsudation ni desquammation. Cependant cet exanthème peut durer long-temps ; car les élevures ou saillies cutanées, en s'évanouissant sur une partie du corps que pour se porter sur une autre, etc.

TABLEAU DE LA DARTRE ÉRYTHÉMOÏDE.

CXCV. Cette affection a dû être rarement observée, puisqu'elle ne figure encore dans aucun cadre nosologique. Cependant Vogel paroît l'avoir connue. En effet, cet auteur fait mention d'une maladie qui se déclare par des plaques d'un rouge foncé, lesquelles sont ardentes et prurigineuses. Elles viennent avec ou sans fièvre. Elles sont accompagnées de douleurs vagues dans la tête ou dans les épaules ; ensuite, ces plaques pâlissent, et se terminent par une desquammation légère, &c.

Je reconnois dans ce tableau la plupart des phénomènes qui sont propres à l'espèce que je décris. Ce sont pareillement des taches rouges, isolées, qui s'étalent sur le dos des mains, sur le visage, sur la poitrine, &c. Ces taches laissent entr'elles des intervalles où la peau est parfaitement saine et naturelle. On croiroit au premier aspect que le malade a été piqué par des insectes vénéneux, tels que les cousins, les frêlons, les abeilles, &c.

Dans tous les endroits affectés, la peau s'irrite et se tuméfie ; après quelques jours, lorsque l'état inflammatoire diminue, elle se ride ou se gerce en s'affaissant. Elle étoit d'abord d'un rouge cinabre ; mais ensuite elle prend une teinte bleuâtre ou violacée, quelquefois jaunâtre ; enfin, son épiderme s'exfolie légèrement.

Les malades éprouvent des picotemens légers et superficiels, analogues à ceux que feroit éprouver l'application d'une eau âcre ou saline sur une plaie, un sentiment de gêne et de roideur, une sorte de fourmillement, &c. Lorsqu'il y a de la fièvre, la tête est affectée d'une douleur gravative, &c.

Cette Dartre a beaucoup d'analogie avec la Dartre phlycténoïde, relativement à la marche des phénomènes. Toutes les deux parcourent leurs périodes, tantôt en peu de jours, tantôt en plusieurs mois. Toutes les deux semblent former une affection intermédiaire entre les Dartres et les exanthèmes aigus.

Observations relatives à la Dartre érythémoïde.

CXCVI. *Première Observation.* — Etienne Maugeon, papetier, âgé de trente-cinq ans, du département de Seine et Oise, doué d'un tempérament sanguin, d'une constitution robuste, ayant les cheveux et les sourcils châtains, les yeux bleus, vint à l'hôpital Saint-Louis dans le mois de janvier de 1806. Il nous dit avoir éprouvé plusieurs maladies dans sa jeunesse. Ses parens ne jouissoient pas d'une bonne santé. Sa sœur avoit des Dartres. Sa mère étoit morte assez jeune par le vice scrophuleux, porté au plus haut degré. Il avoit déjà été atteint lui-même deux fois d'une éruption semblable à celle que nous allons décrire. Voici quels furent ses principaux phénomènes, lorsque nous eûmes l'occasion de l'observer. Les mains furent d'abord attaquées, puis les jambes, puis la partie antérieure du sternum. La conjonctive s'injecta, mais principalement le côté qui correspond à la caroncule lacrymale. C'est particulièrement sur les mains et sur les doigts que la maladie se montra avec ses symptômes particuliers. La peau étoit d'un rouge amaranthe, mêlé de quelques teintes légèrement violacées. On voyoit au milieu de ces plaques irrégulières quelques intervalles des tégumens, qui étoient parfaitement sains, et qui conservoient leur couleur naturelle. Le malade y ressentoit des petites douleurs cuisantes, comme si ses mains avoient été plongées dans une forte dissolution saline. On eût dit, à leur aspect enflammé, qu'elles avoient été vivement mordues par des cousins, ou vivement piquées par l'aiguillon des frêlons ou des abeilles. Cette affection cutanée ne fournissoit ni croûtes ni écailles. Lorsqu'elle étoit parvenue à son plus haut degré d'accroissement, la peau paroissoit tendue, gonflée et luisante. Mais au déclin de l'inflammation, elle s'affaissoit et se ridoit, en prenant une teinte bleuâtre. Je questionnai le malade sur le genre de sensation qu'il éprouvoit : il me dit alors ressentir une sorte de fourmillement dans les doigts, une espèce de *travail* : c'étoit là son

20

expression. Enfin , quelque temps après, l'épiderme se soulevoit et se détachoit par lambeaux. Les tégumens ne tardoient pas à recouvrer leur état ordinaire.

Deuxième Observation. — La nommée Marguerite Ancelin , âgée de trente ans, marchande de fruits , eut une vive dispute avec son mari , à la suite de laquelle des hémorroïdes se manifestèrent. Deux jours après , de petites élevures rougeâtres parurent aux aines, sur les mains, les avant-bras, autour du col et sur le visage. En se déclarant , elles firent éprouver un sentiment de démangeaison à la malade. Le lendemain , ces élevures s'étoient élargies, étoient plus saillantes que la veille, et faisoient éprouver une cuisson violente ; bientôt elles se réunirent et formèrent des plaques d'un rouge violet. Sur la main gauche et sur l'avant-bras du même côté, ces élevures, par leur rapprochement et par leur réunion , formèrent des tumeurs qui , par leur couleur et leur dureté, ressembloient assez bien à celles que produiroient des piqûres d'abeilles. Un sentiment de brûlure qu'éprouvoit la malade, l'empêchoit de dormir. L'éruption alla en augmentant pendant six à sept jours ; souvent elle occasionnoit un léger accès de fièvre. Il est digne de remarque que cette femme avoit les cheveux châtains et les yeux bleus, comme l'individu de l'observation précédente. Elle étoit sujette à des fleurs-blanches, qui diminuèrent un peu par l'effet de l'éruption cutanée dont nous parlons. D'ailleurs, la terminaison de l'exanthème s'effectua comme nous l'avons indiqué plus haut.

CXCVII. Si on lit avec quelque attention les faits relatifs aux deux dernières espèces que je viens de décrire , on sera tenté de les renvoyer , soit à l'érysipèle, soit à l'érythème. En effet, une affinité frappante semble les lier à ces éruptions aiguës , aussi bien qu'au genre des Dartres. Il faut en convenir : on éprouvera toujours quelqu'embarras pour classer ces affections intermédiaires, à moins que les Nosographes ne se déterminent à en faire un genre particulier. Cependant j'ai cru appercevoir que ces deux maladies se rapprochent par plus de traits d'affinité des maladies herpétiques. En effet, quoique chaque phlyctène , considérée en particulier, observe une marche rapide , néanmoins l'ensemble de la maladie suit une marche chronique. J'ai vu des vésicules naître et se succéder pendant près de dix-neuf mois, chez une malheureuse femme, dont j'ai déjà cité l'observation, et qui termina ses jours par le progrès de ce douloureux exanthème.

SECONDE PARTIE.

Des Faits relatifs à l'histoire générale des Dartres.

CXCVIII. Nous venons d'exposer, avec l'exactitude la plus sévère, les phénomènes particuliers qui servent à établir et à fixer d'une manière irrévocable les caractères distinctifs des Dartres. Rassemblons maintenant les faits qui sont communs à toutes les espèces. Par cette méthode, nous parviendrons à compléter la théorie d'un genre d'affection qui s'étend chaque jour davantage chez l'espèce humaine, et qui est, en quelque sorte, devenu vulgaire à cause de sa fréquence et de l'universalité de ses ravages. Une matière aussi importante est loin d'avoir été encore convenablement débrouillée, quoique tant d'auteurs s'en soient occupés.

ARTICLE PREMIER.

Des Phénomènes généraux qui caractérisent la marche des Dartres.

CXCIX. Les Pathologistes indiquent ordinairement, sous le nom général de *Dartres*, des phlegmasies cutanées qui affectent le plus souvent une marche chronique, et qui s'offrent à l'observation sous une multitude de formes diverses. Lorsqu'elles commencent à se manifester, on apperçoit sur la peau un assemblage de petits boutons rouges, abondans, épars ou réunis, dont l'apparition est annoncée par un sentiment de tension très-incommode, ou d'un prurit plus ou moins violent.

CC. Bientôt ces boutons, d'où suinte une humeur ichoreuse, se convertissent en légères écailles farineuses, ou en larges exfoliations épidermoïques. Quelquefois, ce sont des croûtes épaisses qui couvrent le siége du mal; quelquefois aussi, la matière de la suppuration agit sur l'appareil tégumentaire, en le corrodant. Dans certains cas, ce sont des pustules qui s'élèvent et se maintiennent avec leur forme primitive, jusqu'à leur entière dessication; dans d'autres cas, ce sont des phlyctènes ou vésicules remplies d'un fluide séreux et transparent, qui naissent et s'éteignent avec la rapidité de l'érysipèle. Enfin, il est de ces affections dans lesquelles la peau rougit, se tuméfie, et simule tous les phénomènes de l'érythème, &c.

CCI. La fièvre accompagne rarement ces exanthèmes opiniâtres, à moins qu'une irritation extraordinaire ne survienne dans le système dermoïde; c'est ce qui fait que leurs périodes s'écoulent avec tant de lenteur : *Herpes affectus diuturnus est, et longo tempore senescens*, dit Hafenreffer. J'excepterai néanmoins les deux dernières espèces que j'ai décrites. Mais cette fièvre concomitante n'a pas constamment un caractère aigu; elle se prolonge quelquefois pendant un temps très-considérable.

CCII. Les Dartres se dessinent ordinairement sur le système dermoïde par des plaques ou éruptions arrondies, et ce phénomène est digne de remarque. Les unes forment des cercles réguliers; plusieurs sont ovales ou semi-lunaires : on en voit qui représentent des triangles, des crochets, et autres figures bizarres propres à étonner les observateurs. On distinguoit sur la peau d'une jeune femme que l'on traitoit à l'hôpital Saint-Louis, d'une Dartre furfuracée (*Herpes furfuraceus circinatus*), des chiffres si bien imités, qu'ils faisoient une illusion complète à tous les regards.

CCIII. Un caractère non moins frappant des différentes espèces de Dartres, est de s'étendre en exécutant une sorte de mouvement de reptation sur la périphérie du corps vivant. De là sont dérivées les expressions diverses auxquelles on a eu recours pour les qualifier : *herpes, serpigo, serpentia ulcera*, &c. On a voulu indiquer par ces dénominations énergiques la marche sinueuse de ces phlegmasies cutanées qui ont quelque analogie avec celle des reptiles.

CCIV. Quoique les dartres puissent atteindre indistinctement toutes les parties de nos tégumens, chaque espèce paroît néanmoins occuper un siège d'élection aussi-tôt qu'elle se développe. La Dartre furfuracée attaque de préférence le voisinage des articulations, la face externe des bras et des cuisses; enfin, les endroits contigus aux grandes aponévroses. La Dartre squammeuse s'établit, au contraire, sur la face interne des extrémités supérieures et inférieures, dans le pli des coudes et des genoux, dans les oreilles ou près du vagin, non loin des organes où s'opère naturellement quelque suintement ou quelque sécrétion. On trouve communément la Dartre crustacée sur le tissu graisseux des joues. La rongeante dévore les lèvres, les ailes et la cloison moyenne du nez. La pustuleuse tourmente pour l'ordinaire le menton, le front, le derrière des épaules. La phlycténoïde s'élargit en bande circulaire autour de l'un ou de l'autre hyppocondre, ou s'étale en larges plaques sur le dos, &c. Enfin, l'érythémoïde irrite le dos des mains, le visage, la région sternale, &c.

CCV. Toutefois, les Dartres, par une suite nécessaire de leur génie mobile et fugace, peuvent disparoître spontanément, pour se remontrer ensuite sur un siége différent : ce sont les furfuracées qui manifestent principalement ce phénomène d'inconstance et de variabilité. Nous en avons observé une à l'hôpital Saint-Louis, qui changeoit de place pour la sixième fois. Quoique la Dartre rongeante ait en général plus de fixité que les autres espèces, on la voit néanmoins dans quelques circonstances (sur-tout lorsqu'elle est entretenue par une cause scrophuleuse), parcourir en rampant la peau de la face, du col, &c. Elle constitue alors un foyer d'irritation, qu'elle transporte successivement sur plusieurs endroits, et avec lequel elle finit par usurper un grand espace.

CCVI. Souvent les ravages des Dartres sont si étendus, que toute la peau se trouve infectée : quelquefois même elles font tomber les cheveux ou en altèrent la couleur. Il est des malades qui sont devenus entièrement chauves par le progrès extraordinaire de ce genre d'affection. Croira-t-on que les Dartres se propagent dans certains cas jusques sous les ongles, et en provoquent la chute? C'est dans cet envahissement universel de l'enveloppe tégumentaire, que le derme contracte un endurcissement qui provient de la perte totale des forces vitales. La fonction des exhalans est bientôt interrompue, et l'on conçoit sans peine quelles suites fâcheuses doivent résulter d'un accident aussi triste et aussi déplorable.

CCVII. Nous avons déjà dit que les Dartres étoient formées par un assemblage de petits boutons prurigineux, d'où s'échappoit une humeur ichoreuse ou purulente. Cette humeur est quelquefois si abondante, que tous les linges dont les malades sont recouverts en sont totalement imbibés, et que tout le corps est, pour ainsi dire, dans une suppuration universelle. Cette suppuration est d'une odeur fétide et nauséabonde, qui a beaucoup d'analogie avec celle du bois pourri et vermoulu. Tous les praticiens savent combien il importe de ne point tarir trop vite la source de ce suintement, qui a un but manifestement salutaire dans le plan curatif de la nature.

CCVIII. Ces éruptions diverses que nous avons décrites plus haut, et qui établissent les caractères spécifiques des Dartres, excitent toujours sur la peau des démangeaisons très-variées, selon l'intensité de leurs effets, les époques et les progrès de leur accroissement. Ces démangeaisons sont très-modérées ou très-violentes, selon le siége de l'affection, et selon que les nerfs sont distribués en plus ou moins grande quantité dans la partie qui en est affectée. C'est ainsi que dans les Dartres furfuracées, le prurit est presque nul, parce que les papilles de la peau y sont très-peu intéressées; il est plus vif dans la Dartre squammeuse et la Dartre pustuleuse, parce que la peau s'y trouve atteinte de plusieurs points particuliers d'inflammation, et que les tégumens sont arrosés d'une matière ichoreuse et acrimonieuse, qui bouche de toutes parts les tubes excrétoires de la transpiration. Il est plus obtus dans la Dartre rongeante, parce que le siége de la maladie est plus profondément situé, &c. Les observations particulières que j'ai rapportées, démontrent assez à quel genre de tourmens les malades sont exposés. Ces assauts de prurit viennent par accès dans certaines saisons ou dans certains momens de la journée. Alors les malades ne sont plus les maîtres de modérer l'impulsion involontaire qui les entraine. Ils se grattent jusqu'à se déchirer les tégumens avec leurs ongles. Quelquefois il n'y a qu'une seule partie du corps qui soit en souffrance; mais quelquefois aussi, tout le système dermoïde est en proie à des cuissons dévorantes. Les uns ont la sensation d'un brasier qui les consume; d'autres éprouvent des élancemens semblables a ceux que causeroient des aiguilles enfoncées dans les chairs; plusieurs se croient tourmentés par des insectes, &c. Il est inutile de rappeler ici tous les détails déjà exposés dans les observations particulières que j'ai recueillies. Tandis que la surface des tégumens est ainsi en proie à d'affreuses douleurs, le calme règne dans les fonctions intérieures. En effet, les dartreux que l'on traite à l'hôpital Saint-Louis, ne cessent de dire que *tout leur mal est à la peau;* et ils manifestent un appétit pour les alimens, qui est quelquefois insatiable. Toutes leurs fonctions s'exécutent avec une régularité extrême. Aucune excrétion n'est troublée, hormis celle de l'exhalation. On sait qu'ils ont un violent penchant pour le coït, &c.

CCIX. Dans toutes les espèces de Dartres, la peau est frappée d'un caractère d'inflammation, qui mérite une attention particulière. Il y a dans la partie qui sert de base à la maladie, une exaltation morbifique des propriétés vitales, et tous les symptômes d'une phlegmasie plus opiniâtre et plus lente que dans les maladies aiguës. La peau est d'un rouge foncé et permanent dans la plupart des espèces; ce qui leur a fait donner le nom vulgaire de *Dartres vives,* comme pour les distinguer de quelques autres affections herpétiques, dans lesquelles la peau n'offre point cette intensité de couleur. Le phénomène de cette rougeur s'observe principalement dans les Dartres squammeuses.

CCX. Malheureusement les ravages des Dartres ne se bornent point à la peau. Ces éruptions funestes rampent aussi sur les membranes muqueuses qui tapissent l'intérieur des fosses nasales, de la bouche, du larynx, &c.

Il y avoit, à l'hôpital Saint-Louis, une femme qui avoit perdu la faculté de l'odorat par les suites du vice herpétique; long-temps même elle fut privée de la perception des saveurs. Journellement nous voyons ces Dartres se jeter sur les yeux, et altérer diversement ces organes, suivre le trajet du conduit auditif et produire la surdité. Les praticiens remarquent que la vessie en est fréquemment infectée, et cette observation remonte jusqu'à Hippocrate. Chez les femmes, elles s'échappent en quelque sorte par la voie des fleurs-blanches, et il est peu d'organes qui s'imbibent avec plus de facilité de leur virus que la matrice, &c.

CCXI. C'est encore un phénomène très-ordinaire de voir les Dartres se compliquer de l'engorgement des glandes, soit à la région cervicale, soit aux aisselles, soit aux aines, &c. Alors même, les malades commencent à tomber dans la langueur et la mélancolie. Quelquefois ils sont minés par une fièvre qui est, pour ainsi dire, imperceptible. Les digestions sont laborieuses; les voies intestinales se remplissent de vents; le sommeil est pénible et souvent interrompu. Presque toujours les dartreux se plaignent d'un accablement extrême, d'une sorte de somnolence, &c.

CCXII. A mesure que le vice herpétique fait des progrès, il survient un état de maigreur considérable. Le foie et la rate se tuméfient, et lorsqu'on touche le ventre, les malades se plaignent d'une vive douleur. Chez certains individus, les extrémités inférieures s'enflent, tandis que chez d'autres elles sont extraordinairement émaciées. Nous en avons vu qui étoient fatigués par une toux opiniâtre, à la suite de laquelle survenoit une légère expectoration de matière muqueuse. D'autres éprouvoient une telle anxiété dans la poitrine, qu'ils redoutoient la suffocation. Toute leur peau se résolvoit en matière farineuse, et bientôt ils étoient en proie à une véritable consomption herpétique.

CCXIII. Insensiblement les Dartres arrivent à leur troisième période; les viscères du bas-ventre contractent des obstructions inguérissables. Il peut quelquefois survenir une infiltration générale, dont les effets sont constamment funestes. C'est dans ce triste état que j'ai vu succomber plusieurs malades à l'hôpital Saint-Louis. Il n'y a alors dans l'économie animale aucun viscère, aucune glande, qui ne participe à l'infection. Lorsque nous avons procédé à l'ouverture des cadavres, nous avons fréquemment rencontré dans la cavité abdominale des indurations qui avoient presque acquis une consistance stéatomateuse. D'autres observateurs ont eu l'occasion de faire des remarques analogues.

CCXIV. Il est assez ordinaire de voir disparoître tous les caractères extérieurs de l'affection herpétique, sans que cette affection diminue d'intensité et d'énergie. Il arrive même dans ces sortes de cas des altérations particulières du système nerveux, dont les Nosographes ne font aucune mention. Ce désastre a lieu principalement, lorsque les Dartres ont été répercutées par une médication imprudente. Nous avons observé successivement trois sujets devenus maniaques, à la suite de ces éruptions trop promptement supprimées. Ce trouble des facultés intellectuelles s'est spécialement manifesté chez un charretier envoyé de son département à l'hôpital Saint-Louis comme lépreux, lequel étoit atteint d'une Dartre squammeuse humide (*Herpes squammosus madidans*). Cette Dartre, qui avoit commencé d'abord par n'occuper qu'une très-petite surface, avoit gagné peu à peu l'universalité des tégumens. Le dévoiement se déclara, ainsi que la fièvre hectique. La respiration étoit embarrassée, et le danger du malade étoit à son comble. Tout-à-coup la nature des symptômes changea : les Dartres se séchèrent; mais cet infortuné perdit absolument l'exercice de sa raison. Son délire étoit triste; il versoit continuellement des larmes. Il languit encore dans le même état au moment où j'écris ces lignes. L'irritation dartreuse paroît s'être entièrement concentrée sur le cerveau.

CCXV. C'est particulièrement dans l'âge avancé, que les Dartres éclatent avec une violence extrême. En effet, l'exhalation est presqu'anéantie chez les vieillards. Les vaisseaux n'ont ni la même flexibilité, ni la même vigueur que dans la jeunesse. Il est d'ailleurs chez ces individus chez lesquels la diathèse dartreuse est devenue en quelque sorte une habitude de leur économie. Toutes les humeurs sont, pour ainsi dire, imprégnées de ce funeste virus. Ces desquammations furfuracées sont alors une excrétion nécessaire. Beaucoup de personnes les regardent comme le résultat d'un acte dépuratoire de la nature animée; mais une déperdition si abondante finit par épuiser les forces et par déterminer la mort. Les malades succombent dans une agonie déchirante.

CCXVI. La complication des Dartres offre un champ vaste au médecin observateur; mais aussi de quelle patience ne faut-il pas qu'il soit doué pour étudier séparément chacun des symptômes, et analyser ceux qui sont propres à la maladie simple ou à celles qui la compliquent! La maladie vénérienne, par exemple, est une de celles qui coexistent le plus souvent avec les affections herpétiques. Elle communique à celles-ci des caractères particuliers, et quelquefois difficiles à démêler. Les observations que j'ai recueillies à l'hôpital Saint-Louis, sur cette complication, sont en très-grand nombre : je me contente de citer le fait suivant. Victoire Roucher, lingère, âgée de dix-huit ans, devint enceinte, et contracta en même temps la maladie vénérienne, pour laquelle on lui fit subir un traitement. Il s'étoit développé aussi une Dartre squammeuse, qui ne céda point à l'administration du mercure, et qui excitoit de violentes démangeaisons. L'éruption herpétique existoit sous les aisselles, à la partie interne des cuisses, au pli des jarrets; l'éruption syphilitique s'étendoit en pustules plates, d'un rouge cuivreux, également élevées sur tous les points, exhalant une humeur séro-jaunâtre, qui se transformoit en croûtes verdâtres. Ces croûtes occupoient le bord des grandes lèvres, les sourcils, le front et les ailes du nez. Ces deux affections ont été successivement guéries par les procédés qui leur conviennent.

CCXVII. Les Dartres s'allient très-souvent à la diathèse scrophuleuse. Dans ce cas, elles ont un masque particulier que reconnoissent facilement les praticiens exercés et instruits. Les Dartres entretenues par une semblable cause, forment des Zones relevées dans leurs bords par des végétations charnues et qui se recouvrent d'une croûte verdâtre. Elles occupent le plus souvent le visage. Cependant, on les trouve aussi sur les autres parties du corps; car j'en ai rencontré jusque sur la plante des pieds. Ces Dartres ont presque toujours le caractère rongeant. La peau est enflammée et d'un rouge amaranthe. Cette complication du vice scrophuleux avec le vice herpétique, résiste presque toujours aux moyens curatifs que l'on emploie.

CCXVIII. Les Dartres peuvent aussi s'unir au scorbut. Cette complication est une de celles que l'on rencontre le plus ordinairement à l'hôpital Saint-Louis, qui est l'asyle des indigens atteints de ce genre de maladie. La mauvaise nourriture, l'habitation des lieux humides et malsains, la rendent extraordinairement fréquente. J'ai observé que la Dartre pustuleuse couperose (*Herpes pustulosus gutta-rosea*) étoit presque toujours compliquée du gonflement des gencives. Les Dartres compliquées de la présence du scorbut, se manifestent aux extrémités inférieures, rarement dans d'autres parties du corps. La peau est d'un rouge foncé, et semée de teintes bleuâtres. Les écailles sont fines, luisantes et comme vernissées. Il s'y forme des croûtes, qui sont tuberculeuses, d'une couleur noirâtre ou cendrée, et restent long-temps adhérentes à la surface du derme, &c. Je vais rapporter un fait où cette complication étoit très-bien caractérisée. Le nommé Bustel, âgé de vingt-six ans, qui, dans son enfance, avoit été sujet aux engorgemens lymphatiques, éprouva, sur le bras gauche, une éruption de petites pustules très-nombreuses. Ces pustules augmentèrent un peu de volume, et se changèrent en écailles furfuracées. L'épiderme étoit ridé dans les intervalles qui séparoient les boutons; ces boutons couvrirent bientôt la poitrine, l'abdomen, les cuisses, les jambes, &c. Le malade tomba en outre dans un abattement extrême. Visage pâle et bouffi, gencives fongueuses et saignantes, lassitude, morosité, tristesse. Après un mois, l'éruption fut générale; mais elle étoit beaucoup plus marquée à la partie antérieure du corps qu'à la partie postérieure. Les jambes étoient tuméfiées et couvertes de taches larges et violacées. Lorsque le prurit avoit lieu sur un point des tégumens, il se répandoit bientôt par tout le corps, comme par une espèce d'irradiation. Mais les souffrances de cet infortuné étoient intolérables, lorsqu'il s'étoit gratté avec violence.

CCXIX. Indépendamment des complications dont nous venons de parler, d'autres circonstances peuvent influer singulièrement sur la nature des Dartres. Telle est la susceptibilité morbifique qu'acquiert souvent le tissu cellulaire, après des couches laborieuses, ou une lactation brusquement interrompue. J'ai porté mon attention particulière sur les Dartres communément appelées *laiteuses*. Il en est d'un très-mauvais caractère, qui surviennent quelquefois après la suppression des lochies. Les femmes qui en sont affectées ressentent des douleurs poignantes dans l'intérieur de la tête, des tintemens d'oreille insupportables. J'ai observé que ces douleurs, qui se calment par intervalles, augmentent par l'usage des bains, et deviennent alors beaucoup plus aiguës. Quant à l'exsudation croûteuse qui a lieu en pareil cas, elle constitue la variété que j'ai décrite sous le nom de Dartre crustacée flavescente (*Herpes crustaceus flavescens*). J'ai vu cette Dartre à la suite d'une couche très-laborieuse, chez la nommée Anne Ferry, qui ne se crut pas capable de nourrir son enfant; aussi-tôt après, elle ressentit un violent mal de tête et un catarrhe nasal, lequel fut suivi d'une excrétion abondante de mucus pituiteux. Bientôt il se forma sur toute la périphérie de la peau une éruption croûteuse, de couleur jaune. Ces croûtes tomboient après quelques jours, et ne tardoient pas à reparoître.

CCXX. J'ai noté dans cet article les traits les plus saillans qui distinguent le genre des affections herpétiques. Je n'ajouterai plus rien au tableau que je viens de tracer. J'ai exposé le résultat de mes observations avec la concision la plus sévère. Les sciences brillent par la nouveauté des faits, plutôt que par le choix des expressions.

ARTICLE II.

Des rapports d'analogie observés entre les Dartres et les autres Maladies.

CCXXI. Une sorte d'affinité paroît lier les Dartres avec divers ulcères et pustules de la peau. En effet, les mêmes causes produisent souvent ces affections différentes. Les symptômes qui les constituent sont fréquemment les mêmes. Dans beaucoup de cas, on leur oppose le même traitement avec succès. Enfin, cette analogie se montre jusque dans les accidens qui sont quelquefois la suite de ces maladies; telles sont leurs métastases sur quelques organes principaux, &c. Cependant, comme il existe des caractères à l'aide desquels il est facile de distinguer les espèces et les variétés des Dartres, il y en a aussi qui servent à différencier ce genre d'éruption des autres altérations cutanées. Il suffit d'établir une comparaison rapide entre les Dartres et ceux des exanthèmes avec lesquels on pourroit les confondre.

CCXXII. Quelques praticiens, séduits par les apparences extérieures, ont paru méconnoître les vrais caractères qui distinguent la Dartre furfuracée de la teigne porrigineuse; mais l'habitude d'une saine observation fait toujours éviter l'erreur. En effet, lorsque la première de ces affections attaque le cuir chevelu (circonstance assez rare), elle s'y manifeste d'ordinaire par des plaques arrondies, circonscrites, sèches, et très-relevées sur la peau, qu'un œil exercé apperçoit sans peine; et presque toujours les individus qui en sont atteints ont dépassé l'âge de la puberté. Au contraire, la Teigne dont il s'agit (*Tinea furfuracea*) consiste le plus souvent dans des couches continues et irrégulières d'écailles humides, lesquelles forment des croûtes molles, en se collant les unes aux autres. D'ailleurs cette teigne se manifeste rarement chez les adultes.

CCXXIII. On a cru remarquer une certaine analogie entre la Dartre squammeuse et les gourmes muqueuses de l'enfance; mais je n'ai jamais vu cette Dartre occuper le cuir chevelu dans un âge aussi tendre. D'ailleurs, le suintement qu'elle occasionne n'est pas de la même nature. La Teigne muqueuse (*Tinea muciflua*) se compose d'un amas de croûtes d'un jaune flavescent, qui ressemblent à du miel par leur consistance, et qui ont l'odeur fétide du lait aigri. On ne peut pas non plus confondre une éruption d'un caractère aussi opiniâtre avec l'intertrigo des nouveau-nés, affection légère et fugitive qui est de très-peu d'importance.

CCXXIV. Je m'étonne que certains médecins ayent confondu la Dartre pustuleuse avec la gale; car indépendamment de leur caractère non contagieux, les boutons qui constituent le premier de ces exanthèmes, n'ont ni la même marche, ni le même siége. Les boutons de la Dartre pustuleuse sont durs, profonds, pyramidaux, arrivent lentement à la suppuration, impriment à la peau une teinte rosacée, se montrent rarement aux mains ou au pli des articulations, viennent le plus souvent au visage, que la gale ne souille jamais, &c.

CCXXV. La méprise n'est pas moins extraordinaire, si l'on veut assimiler la Dartre rongeante au cancer. Car si ces deux maladies se ressemblent par le phénomène de l'érosion des parties, elles diffèrent essentiellement par une foule d'autres caractères. La Dartre rongeante (*Herpes exedens*) débute par un simple bouton pustuleux; le cancer, par un tubercule plus ou moins dense, dont le volume et la profondeur s'accroissent lentement; quand la tumeur vient à abcéder, ses bords gonflés et renversés, ses excavations, ainsi que le pus sanieux, verdâtre et fétide qui en découle, et sur-tout les douleurs déchirantes qu'il occasionne, les veines variqueuses qui rendent son aspect fongueux, livide et noirâtre, &c. n'ont rien qui soit propre à l'ulcération de la Dartre rongeante. J'ai fréquemment interrogé les malades atteints de cette affection sur le genre de souffrance qu'ils éprouvoient; la plupart m'ont dit n'être tourmentés d'aucune sensation douloureuse. Quelques-uns seulement se plaignoient d'une tension incommode dans les parties ulcérées. Mais il n'y a ni brûlement, ni lancination. L'odeur de la suppuration n'a rien de repoussant.

CCXXVI. On a comparé la Dartre crustacée, la phlycténoïde et l'érythémoïde, avec l'érysipèle. Tous les auteurs ont fait mention de cette analogie, et ont cherché leurs différences. *Herpes pruritu*, dit Fernel, *erysipelas dolore ac ardore torquet*. Ces éruptions, à la vérité, se déployent quelquefois avec une sorte de fièvre. Il y a rougeur, chaleur, tension et tuméfaction des tégumens. Mais malgré cet appareil inflammatoire, elles persistent beaucoup plus long-temps que l'érysipèle dans les parties qu'elles occupent. J'ai vu la crustacée, la vésiculeuse, l'érithémoïde, se manifester pendant des années entières. Lorsqu'elles s'éteignoient dans un endroit du corps, elles se réveilloient dans d'autres. En est-il de même de l'érysipèle, qui n'attaque le plus ordinairement que le visage, et se termine par une desquammation farineuse?

CCXXVII. Soit que les Dartres se manifestent par des écailles, soit qu'elles se manifestent par des croûtes, elles ont des caractères tranchés qui les distinguent des différentes espèces de lèpres. Car ces squammes herpétiques sont lisses, plates, transparentes, et souvent presqu'aussi fines que les pelures d'oignon, tandis que les écailles de la lèpre sont larges, rugueuses, opaques, et souvent presqu'aussi épaisses que la peau de certains animaux. La même différence s'observe entre les croûtes qui appartiennent à l'un ou à l'autre de ces deux genres d'affection. Les croûtes des Dartres sont plates, jaunâtres, et n'occupent qu'un très-petit espace. Celles de la lèpre sont larges, tuberculeuses, inégales dans leur surface, profondément sillonnées, d'une couleur verdâtre ou noirâtre, et laissent après leur chute des cicatrices profondes et considérables. Il est des auteurs qui ont confondu le leuce ou l'alphos avec la Dartre squammeuse humide. Mais l'alphos pénètre plus profondément la substance des tégumens, et la frappe d'une insensibilité marquée. Il y a d'ailleurs une dépression très-remarquable dans le centre de la tache qui sert de base à cette éruption funeste, et une sorte de racornissement dans le derme, qu'on n'observe jamais dans la marche de la Dartre dont il s'agit. Je reviendrai sur ces différences, lorsque je traiterai des affections lépreuses.

CCXXVIII. Toutes les fois qu'une maladie quelconque, particulièrement une maladie lymphatique, porte son impression sur le système dermoïde, elle y produit une desquammation qui a le plus grand rapport avec les Dartres. On observe fréquemment ce phénomène chez les goutteux et chez les femmes qui ont eu des fleurs-blanches supprimées. Quel est le praticien qui n'a pas vu le vice herpétique succéder au défaut des hémor-roïdes ou à une aménorrhée rebelle ? On voit souvent des maladies graves des viscères se terminer par une éruption dartreuse, au moment où le danger étoit le plus imminent. C'est ce qui arrive à certains phthysiques, qui s'en trouvent extraordinairement soulagés. Mon élève, M. Biett, observoit depuis plusieurs mois une dame atteinte d'une fièvre quarte, compliquée d'un engorgement de foie. Cette fièvre a disparu au printemps dernier, aussi-tôt après l'éruption d'une Dartre furfuracée qui couvroit les deux avant-bras et les mains. Tous les soins de l'art se bornoient à maintenir la Dartre dans un état stationnaire, et à combattre l'engorgement du foie par des moyens généraux. Cependant, au bout de deux mois l'affection dartreuse se dissipa, et la fièvre revint avec intensité. Dès-lors, on employa tout ce qui pouvoit rappeler au dehors l'affection cutanée, les frictions sèches, les douches légèrement excitantes, les boissons sudorifiques, &c. Enfin, la Dartre commença à reparoître aux deux jambes; les accès fébriles diminuèrent, et cessèrent entièrement aussi-tôt que cette éruption se fut étendue comme auparavant.

ARTICLE III.

Des Métastases dartreuses.

CCXXIX. Les métastases dartreuses sont un phénomène pathologique dont les praticiens recueillent jour-nellement des exemples funestes. Elles s'opèrent ordinairement dans les organes qui sympathisent le plus intimement avec la peau. Frank cite l'observation suivante : un homme hypocondriaque et d'un caractère très-irascible, étoit sujet à des vertiges et à d'autres incommodités dont il avoit été délivré par l'éruption d'une Dartre squammeuse à la plante des pieds. Cependant, ce malade voulut être traité par des remèdes âcres et spiritueux. Il survint une hydrocèle qui fut guérie par la section du testicule, et la plaie étant déjà fermée, sa superficie fournit une exsudation séreuse de plusieurs onces par jour, pendant deux semaines, à son grand soulagement. Mais cet homme, rebelle aux avis, ferma cet exutoire; et d'abord il se déclara une hépatite qui, après sa guérison, fut suivie d'un délire maniaque, lequel dura plusieurs mois. La cicatrice du scrotum s'étant rouverte, il s'en écoula une quantité nouvelle de sérosité, qui bientôt se dessécha. Dès-lors, apparition d'une Dartre miliaire et puis rongeante, accompagnée de douleurs atroces. Cette éruption étant de nouveau répercutée par des remèdes externes, le malade fut tourmenté d'une douleur d'oreilles très-vive. Celle-ci étant heureusement dissipée, la Dartre revint aux jambes, et avec elle la santé se rétablit. Enfin, par l'effet d'une dernière répercussion de cet exanthème, causée par une maladie vénérienne, douleur pungitive dans la poitrine, crachats sanguinolens et ensuite purulens, avec maigreur extrême, et autres symptomes de phthysie pulmonaire

CCXXX. J'ai été témoin à l'hôpital Saint-Louis du transport d'une irritation herpétique sur l'organe de la vue. Anne Jourdet, ouvrière en linge, fut atteinte d'une Dartre pustuleuse au visage (*Herpes pustulosus gutta-rosea*), qui lui survint à la première apparition des règles, c'est-à-dire vers l'âge de quinze ans. Cette Dartre se déclara par de très-petits boutons qui suppuroient lentement et se convertissoient en petites croûtes. Elle disparut par l'effet de plusieurs topiques réfrigérans; il se déclara une ophthalmie qui prit un caractère chronique, avec perte de la vue. Un an après, retour de la Dartre dartreuse, par l'application d'un séton à la nuque. On employa vainement et tour-à-tour les sang-sues, les vésicatoires, les scarifications légères ; on ne retira de ces moyens qu'un mieux peu sensible, qui se soutient toujours au même degré. Mais la malade ne supporte qu'avec difficulté les rayons lumineux.

CCXXXI. L'exemple que je vais rapporter n'est pas moins déplorable. Une dame, âgée d'environ soixante-cinq ans, avoit une Dartre squammeuse humide (*Herpes squammosus madidans*) qui lui couvroit toute la partie antérieure de l'abdomen. On s'avisa d'arrêter ce suintement considérable avec de la farine très-chaude. Qu'arriva-t-il ? L'éruption s'évanouit vers le huitième jour de cette application funeste. Mais depuis cette époque, la malade éprouve un sentiment de cuisson insupportable, dans l'intérieur de l'estomac et des intestins. Elle est dévorée d'une soif ardente, qui la contraint à boire dans tous les instans du jour ; et cette soif n'est jamais étanchée, quoique la malade porte toujours avec elle des bouteilles remplies de liqueurs mucilagineuses et rafraîchissantes. Sa salive est devenue épaisse, fétide et comme plâtreuse. Pour comble d'infortune, ses yeux sont totalement perdus. La malade est continuellement dans les larmes et le désespoir.

CCXXXII. Les Dartres se répercutent fréquemment sur la poitrine, et paroissent séjourner plus ou moins long-temps sur la surface sécrétoire dont les poumons sont revêtus. Quand cet accident survient, la respira-tion devient pénible et même douloureuse. La sortie de l'air est souvent accompagnée d'un bruit sourd, assez semblable à celui que l'on observe dans l'inflammation de la trachée, désignée sous le nom de *croup*, ou dans quelques cas de dyspnée, &c. J'ai particulièrement observé ces symptômes chez la nommée Julie Picard, qui avoit pris inconsidérément un bain froid. Je ne parvins à les faire cesser qu'en rappelant l'affection herpétique à la surface du corps, par l'application d'un large vésicatoire sur la poitrine, et par l'administration des plus puissans diaphorétiques.

CCXXXIII. Les auteurs allèguent une multitude de faits qui constatent le transport des Dartres vers le foie, vers l'utérus, vers la vessie et vers d'autres viscères, ou de ceux-ci vers la périphérie cutanée, sans accidens fâcheux ; ce qui prouve avec évidence que ce genre d'éruption peut atteindre les membranes muqueuses, aussi bien que les tégumens extérieurs. Divers symptômes se manifestent dans cette circonstance, selon le siége qui est spécialement affecté.

CCXXXIV. Y a-t-il des signes pathognomoniques qui indiquent des maladies produites par la rétropulsion des Dartres ? Ce phénomène est presque toujours apprécié avec justesse dans l'intérieur de l'hôpital Saint-Louis, et il est rare que l'on se trompe. Lorsqu'on voit que la fièvre est violente, sans avoir été précédée d'aucune cause grave et manifeste ; lorsque, sans aucun accident prévu, le malade est livré à des symptômes et à des douleurs d'une violence extraordinaire, alors on soupçonne avec fondement la répercussion du virus herpétique sur l'organe vers lequel se porte l'impétuosité de la maladie. Mais sur-tout il n'y a plus de doute, si le malade ou les assistans avouent qu'une Dartre s'est dissipée d'une manière subite.

ARTICLE IV.

Des Causes organiques qui influent sur le développement des Dartres.

CCXXXV. Combien d'auteurs se sont égarés en voulant rechercher les causes organiques qui influent sur le développement des Dartres ! L'imagination s'est épuisée en vaines et futiles conjectures. Certains ont allégué l'acrimonie de la bile et de la pituite, un vice particulier de la sérosité du sang, ou des autres humeurs de l'économie animale. Plusieurs ont accusé des diathèses acides, alcalescentes, &c. D'autres, enfin, avec plus de vraisemblance, ont rapporté ces éruptions opiniâtres à la manière vicieuse dont s'effectue la transpiration insensible. La peau est une sorte d'émonctoire universel, destiné à purger le corps d'une multitude de particules salines, glutineuses, huileuses, &c. Lorsque ces matières excrémentitielles se rassemblent sous l'épiderme, elles y forment des points d'irritation qui interrompent plus ou moins dans son exercice la fonction si nécessaire des exhalans cutanés.

CCXXXVI. Parmi les causes organiques des Dartres, il faut compter en second lieu la disposition héréditaire. Que d'exemples ne pourroit-on pas citer ! J'en ai rassemblé un très-grand nombre dans les recherches que j'ai faites durant plusieurs années, à l'hôpital Saint-Louis. J'ai vu des enfans qui manifestoient absolument la même affection herpétique dont leurs parens avoient été infectés. J'ai donné des soins à une famille dans laquelle tous les mâles, au nombre de trois, étoient tourmentés de la Dartre pustuleuse mentagre. Il y avoit deux filles, toutes les deux atteintes de la pustuleuse disséminée ; le même accident s'étoit montré chez leur père et chez leur aïeul. Les Dartres furfuracées, les squammeuses, les crustacées, les rongeantes, les vésiculeuses ou phlycténoïdes, &c. peuvent également se transmettre par la voie de la reproduction. C'est sur-tout alors qu'elles se montrent rebelles aux méthodes de traitement que les praticiens leur opposent. Dorothée Argan fut en proie aux accidens de la Dartre squammeuse humide quinze jours après sa naissance ; elle conserva cette affection toute sa vie. Cette Dartre s'étoit d'abord répandue sur toute la surface du corps ; mais à l'époque de la puberté, elle parut se concentrer sur la joue gauche, et diminuer d'intensité. La peau de cette fille étoit habituellement sèche et rude au toucher, jamais couverte de sueur, malgré les travaux pénibles auxquels elle se trouvoit assujétie.

CCXXXVII. L'influence du tempérament physique sur la production des différentes espèces de Dartres est d'une évidence frappante. On observe, par exemple, que les individus qui ont les cheveux blonds et la peau blanche, sont principalement sujets à la Dartre furfuracée ou à la Dartre squammeuse. En effet, chez tous ces individus, la fibre est d'une excessive mollesse, et le mouvement des fluides très-ralenti. Le tempérament sanguin est particulièrement sujet à la Dartre crustacée flavescente. Le tempérament bilieux ou mélancolique dispose à la Dartre pustuleuse, et particulièrement à la variété que nous avons désignée sous le nom de Mentagre. Cette affection cutanée est communément liée à un embarras du foie et de la rate. Ces viscères se débarrassent péniblement de leurs excrétions, &c. Toutefois, on peut généralement assurer que les constitutions lymphatiques sont celles qui sont le plus accessibles aux affections dartreuses.

CCXXXVIII. Il n'est pas rare de voir les Dartres succéder à la suppression des règles ou des hémorroïdes. Une servante âgée d'environ vingt-quatre ans, fut saisie d'une grande frayeur, à l'aspect d'un chien qui la

22

poursuivoit. L'acte de la menstruation fut soudainement arrêté, et une Dartre furfuracée se manifesta sur toute la périphérie de la peau. Cette maladie disparut huit mois après l'accident, époque à laquelle l'utérus reprit ses fonctions. Le même phénomène a lieu pour le flux hémorroïdal, si nécessaire au dégorgement du foie et de la veine des portes. Quand l'issue naturelle de ce flux est interceptée, le derme se couvre d'éruptions ou de points isolés de démangeaison, qui se manifestent comme des Dartres. Lorsqu'on les touche, on rencontre des indurations très-prononcées sous l'épiderme. Ce phénomène s'éclipse bientôt, quand l'excrétion habituelle se rétablit. Ce que nous venons de dire par rapport au flux menstruel et hémorroïdal, peut s'appliquer aux ulcères que la nature semble avoir fait naître pour débarrasser les tégumens ou l'intérieur du corps de quelque humeur étrangère. Un homme avoit sous le gros orteil du pied gauche un suintement fétide qui duroit depuis son enfance. Il se confia aux soins d'un empyrique qui tarit la source de cet écoulement incommode, à l'aide d'un topique très-astringent. Mais bientôt on vit se manifester au nez de cet individu une Dartre rongeante scrophuleuse. Les glandes du col furent engorgées, et les progrès de cette affection furent très-rapides. Le visage du malade fut affreusement défiguré.

CCXXXIX. Tous les âges de l'homme influent à leur manière sur la naissance et l'accroissement des Dartres; on diroit même que le virus herpétique suit en quelque sorte la direction des forces vitales. Dans l'enfance et la jeunesse, il se manifeste à la tête; dans l'adolescence, à la poitrine; chez les adultes, à la région hypocondriaque et abdominale; chez les vieillards, aux extrémités inférieures. L'époque critique de l'âge de retour chez les femmes, est sur-tout une cause productrice des Dartres. Mais ces affections ne surviennent guère que chez celles dont la menstruation a subi de grandes irrégularités pendant son cours. Jeanne Guillaume avoit été réglée fort tard. A quarante-huit ans, ses règles éprouvèrent une diminution extraordinaire, qui présagèrent leur prochaine cessation. Aussi-tôt, apparition d'une Dartre crustacée flavescente sur la joue droite, qui produisoit des démangeaisons très-vives. Cette Dartre augmenta et s'étendit vers les fosses nasales. Enfin, les règles disparurent entièrement, et c'est alors sur-tout que l'affection de la peau redoubla d'intensité. Ajoutons à cet exemple celui de la nommée Beatrix Perou, qui, à quarante-neuf ans, vit ses règles disparoître. Depuis cette époque, elle fut constamment tourmentée par des érysipèles à la face; on lui donna des soins qui furent sans fruit. Enfin, il se déclara une Dartre squammeuse à la partie latérale droite de la tête et vers le pavillon de l'oreille. Elle éprouva aussi un genre d'éruption analogue, entre les épaules et sur la partie antérieure de la poitrine. Long-temps elle fut victime d'une démangeaison dévorante.

CCXL. Les causes organiques des Dartres doivent encore être cherchées dans les maladies antérieures. Les exanthèmes aigus, tels, par exemple, que la petite-vérole, peuvent, par une irritation insolite et continuée, donner lieu à ce mode particulier de phlegmasie cutanée, qui constitue le vice herpétique. Le vulgaire dit alors que le *maître-grain* est resté dans la peau, et qu'il provoque tout le désordre. Tel étoit aussi le langage d'une pauvre ouvrière en linge, âgée de dix-huit ans, qui, pendant près de vingt mois, a éprouvé tous les accidens de la Dartre crustacée flavescente, laquelle étoit située à la partie externe des bras et à la surface articulaire des deux genoux. Les démangeaisons étoient extrêmes. C'est en vain qu'on appliqua sur les parties affectées des topiques émolliens de tous les genres. La Dartre dont il s'agit, ne céda qu'à l'emploi réitéré des douches sulfureuses.

CCXLI. Lorsque la gale a vieilli sur le système dermoïde, et qu'on a négligé de la combattre par les moyens le plus communément employés, elle produit souvent des Dartres squammeuses très-rebelles. La diathèse herpétique se développe particulièrement, lorsqu'on a eu recours à des frictions trop irritantes et trop prolongées; les pommades où l'on fait entrer l'acide arsénieux, l'acide nitrique, le muriate sur-oxigéné de mercure, la chaux-vive, la poudre d'Euphorbe, de tabac, &c. sont fréquemment suivies d'un résultat aussi funeste.

CCXLII. Non-seulement les Dartres peuvent succéder à d'autres exanthèmes, mais encore à des maladies étrangères à la peau. Nous en vîmes survenir plusieurs espèces à l'hôpital Saint-Louis, immédiatement après cette affection catarrhale qui régna épidémiquement dans l'intérieur de Paris, il y a peu d'années, et à laquelle on avoit donné le nom de grippe. Un auteur a dit avec raison : *Colluvies catarrhosa quæ coctionem eludit, in cutem quandoque corrivatur, et herpetem miliarem discretumve proritat.* Il y avoit une femme dans un village voisin de Paris, qui étoit tourmentée de la fièvre tierce. Nulle complication, du moins apparente. Cette fièvre fut combattue par les moyens usités, mais principalement par une forte infusion de petite centaurée et par le vin de quinquina. On la vit se terminer par le développement d'une Dartre furfuracée, qui se manifestoit en plaques arrondies. Depuis ce temps, la dame a tenté vainement plusieurs remèdes pour se délivrer de cette éruption, qui s'est successivement propagée sur les bras, les cuisses, les jambes, la poitrine et le bas-ventre. Les bains tièdes, néanmoins, lui apportèrent un soulagement durable.

CCXLIII. On voit fréquemment les affections goutteuses et rhumatismales se déployer à l'extérieur du corps par tous les caractères de la Dartre squammeuse. A l'époque de la révolution française, M. D*** étoit fort sujet à l'une et à l'autre de ces maladies. Il perdit sa fortune, et éprouva les plus vifs chagrins. Tout changea dès-lors dans son économie : la goutte et le rhumatisme disparurent; mais, par une affreuse métastase, sa peau fut soudainement recouverte de larges exfoliations herpétiques, qui le faisoient cruellement souffrir. Il étoit dévoré par des démangeaisons brûlantes, qui avoient lieu principalement la nuit. Je commençai à lui faire subir un traitement, et j'observai que toutes les fois que les Dartres diminuoient d'intensité, il survenoit des douleurs intérieures dans les entrailles, qui ne lui permettoient aucun repos. Nous nous décidâmes à respecter désormais cette éruption.

CCXLIV. Une longue irritation, produite par le virus vénérien sur le système dermoïde, peut très-bien développer des dispositions cachées, et souvent mettre en action un vice herpétique héréditaire. Un homme, né de parens dartreux, contracta la vérole, qui d'abord se manifesta chez lui avec tous les phénomènes qui sont propres à cette maladie. Les accidens syphilitiques s'évanouirent, à mesure qu'on administra les mercuriaux ; mais il se déclara une Dartre squammeuse, qu'il fallut combattre par d'autres moyens. Des Pathologistes peu attentifs commettent beaucoup d'erreurs à ce sujet, et toutes les fois que des Dartres succèdent à la maladie vénérienne, ils les traitent souvent comme la maladie vénérienne elle-même. De là, tant de remèdes infructueux ou nuisibles.

CCXLV. Pourquoi multiplier les faits ? Concluons que le vice dartreux s'échappe d'une multitude de sources dans l'économie animale, et qu'il s'y propage par mille racines ; que la peau, sympathisant par la plus intime correspondance avec l'universalité des organes, tout ce qui peut altérer leur libre exercice, et troubler l'action des exhalans, peut aussi déterminer l'apparition des Dartres. On ne sauroit assez le répéter : très-souvent ces sortes d'éruptions ne sont que la crise des maladies intérieures. La nature se dépure par ces phlegmasies cutanées. On a pu se convaincre de cette vérité, lorsque j'ai fait mention des rapports d'analogie qui rattachent les Dartres aux autres affections morbifiques dont le corps vivant est susceptible.

ARTICLE V.

Des Causes extérieures qu'on croit propres à favoriser le développement des Dartres.

CCXLVI. Il est une foule de causes extérieures qui contribuent à la production et au développement des Dartres. La première de toutes est sans contredit le pays qu'on habite. Qui pourroit méconnoître une telle influence! Il est des climats où les Dartres sont, pour ainsi dire, endémiques. Tant d'individus étrangers viennent solliciter des soins à l'hôpital Saint-Louis, qu'il nous a été facile de nous convaincre de cette vérité. Dans certaines contrées, le système dermoïde contracte une irritabilité morbifique par le seul effet d'une température excessive ; car une transpiration trop abondante est aussi favorable à la diathèse herpétique, qu'une transpiration habituellement interceptée. Les voyageurs s'accordent sur cette observation. M. Labillardière remarque, par exemple, que le ciel brûlant de l'île d'Amboyne est très-propre à déterminer les exfoliations de l'épiderme. « Cinq de nos hôtes, dit-il, avoient la corps couvert de Dartres farineuses. Les écailles se détachoient, et ne tardoient pas à être remplacées par d'autres. Leur couleur blanchâtre formoit un contraste frappant avec le reste de la peau, qui est d'une teinte naturellement cuivreuse ».

CCXLVII. Les Dartres paroissent aussi se manifester ou s'accroître par le renouvellement des saisons. C'est au commencement du printemps et au milieu des intempéries de l'automne, que ces maladies sont plus abondantes. Car si ces deux saisons se montrent salutaires pour les personnes saines, elles se montrent funestes pour les cacochymes, et réveillent, en quelque sorte, des venins assoupis. La nommée Angélique Dénon, âgée de treize ans, avoit une Dartre furfuracée qui revenoit régulièrement dans les premiers jours de mars et de septembre. Je ne dirai point, comme beaucoup d'auteurs, que durant les chaleurs de l'été, les humeurs excrémentitielles de l'économie animale s'assemblent, s'épaississent sous l'épiderme, deviennent acrimonieuses, parce que la partie la plus subtile s'en évapore, &c. Toutes ces idées hypothétiques tiennent au verbiage des écoles ; mais il est certain qu'à l'époque de la Canicule, on voit arriver à l'hôpital Saint-Louis un grand nombre de personnes qui se sont exposées à l'ardeur du soleil, en vendant des bouquets, des subsistances ou des rafraîchissemens sur les boulevards. Un homme travailloit à planter des pieux au moyen de la sonnette ; ses mains, constamment exposées à l'air et au vent, se couvrirent d'ampoules ou vésicules qui se remplirent d'une sérosité purulente. Ces vésicules furent remplacées par des croûtes et des gerçures profondes. La peau augmenta d'épaisseur, devint coriace et s'enlevoit par petites plaques. Le malade ayant discontinué son genre de vie, ne tarda pas à se rétablir. Les ouvriers qui se livroient aux mêmes occupations que lui, étoient sujets à la même indisposition.

CCXLVIII. On trouve journellement dans les alimens et les boissons une cause bien active de la propagation des Dartres dans l'espèce humaine. C'est une observation commune de voir des dartreux éprouver des démangeaisons plus vives, lorsqu'ils ont mangé quelque nourriture échauffante ou indigeste. Du temps de la disette révolutionnaire, lorsque le peuple mangeoit à Paris des viandes gâtées, et qui souvent appartenoient à des animaux morts de quelque maladie, les Dartres sévirent avec intensité. Dans les pays où l'industrie n'apporte aucune perfection dans la préparation des substances alibiles, les nourritures salées, poivrées ou fumées, provoquent la dégénérescence des humeurs, et donnent naissance aux affections herpétiques. Qui ne sait également que l'abus des liqueurs spiritueuses et fermentées altère les sucs nourriciers, trouble les fonctions des vaisseaux exhalans, et livre le système dermoïde aux démangeaisons les plus déchirantes!

CCXLIX. Les fatigues violentes du corps, les voyages pénibles, les travaux continuels, les veilles prolongées, portent une irritation extraordinaire dans les tégumens, et suscitent le développement des Dartres. Un soldat de la garde de Paris étoit sujet à la pustuleuse mentagre. Des bains et quelques jours de repos suffisoient pour la faire disparoître; mais elle ne tardoit pas à se remontrer aussi-tôt qu'il reprenoit son service militaire. Un homme, qui exerçoit l'état de courrier, fut contraint de l'abandonner à cause d'une Dartre squammeuse humide qui occupoit tout le flanc gauche, et que la moindre marche ranimoit.

CCL. Toutefois, le mouvement et un exercice modéré, sont d'une nécessité indispensable pour le maintien de l'exhalation cutanée. Au sein de l'oisiveté, le cours des liquides languit, et la matière de l'exhalation stagne sous l'épiderme. De là vient que les personnes livrées par leur profession à une vie tranquille et solitaire, les hommes de cabinet, les gens de lettres, &c. sont tourmentés par les Dartres. Les peuples chez lesquels il y a le plus d'arts sédentaires, sont aussi ceux chez lesquels il y a le plus de maladies cutanées.

CCLI. Les individus qui négligent les ressources de l'hygiène, qui vivent dans la crapule et la malpropreté, qui portent toujours le même linge et les mêmes vêtemens, sont très-exposés aux éruptions de nature herpétique. Les mendians, les matelots, les prisonniers, les galériens, &c. ressentent une douleur piquante à la peau, avec une démangeaison extraordinaire qui a son principal siège derrière les épaules. Ils sont couverts de petits boutons aplatis, d'où s'écoule un pus séreux, lequel se convertit en croûtes ou en écailles. Souvent même l'épiderme se dessèche, se ride et se soulève par plaques. Ces sortes de Dartres se compliquent communément de la présence du scorbut.

CCLII. Le genre d'occupation, les arts, les métiers, &c. sont des causes extérieures non moins agissantes. Nous avons observé à l'hôpital Saint-Louis que les cuisiniers sont particulièrement enclins à la Dartre crustacée flavescente. La plupart éprouvent un prurit brûlant dans tous les membres. Les pâtissiers, qui approchent toujours leurs mains du feu, ont à la surface du métacarpe des Dartres squammeuses insurmontables. Les boulangers sont principalement attaqués par la Dartre furfuracée arrondie. Ceux qui travaillent journellement dans les mines, qui s'exposent aux émanations des oxides métalliques, de la chaux, &c. ont souvent le corps dévoré par des éruptions prurigineuses. Il en est de même de ceux dont la condition journalière est de manier des substances irritantes qui s'attachent à la peau, comme les meûniers, les amidonniers, les tanneurs, &c.

CCLIII. De simples causes mécaniques suffisent quelquefois pour développer un vice dartreux. Nous avons vu la crustacée flavescente se déclarer chez la nommée Anne Jolicœur, à la suite d'une forte égratignure qui lui avoit été faite à la joue gauche. Elle éprouva des démangeaisons si vives, qu'elle ne put s'empêcher d'y porter les mains. Bientôt son visage se couvrit d'une rougeur érysipélateuse; il survint ensuite un suintement qui donna lieu à la formation d'une croûte jaune et comme cristallisée. Hilarion Thomas avoit une Dartre squammeuse qui occupoit la même place que la Dartre précédente, et qui fut long-temps rebelle aux moyens qu'on lui opposa; elle céda enfin à un traitement long et méthodique, et cet homme jouit plusieurs années d'une bonne santé: mais l'affection dartreuse reparut à l'occasion d'une chûte suivie d'une blessure assez grave, et s'accrut en peu de jours avec une extrême violence. Ces sortes de faits sont très-ordinaires.

CCLIV. Il faut certainement classer le chagrin, la colère, et toutes les passions tristes de l'ame, parmi les causes qui peuvent favoriser la naissance des Dartres: c'est ce qui arriva à Marie-Vincent Ruo, qui fut affectée d'un exanthème herpétique sur tout le corps, même au cuir chevelu, aussitôt que la mort l'eut privée d'un enfant qu'elle nourrissoit. Dès-lors, sa peau fut parsemée de petits boutons qui suppurèrent, et auxquels succédèrent des croûtes d'un gris verdâtre; quand ces croûtes tomboient, elles laissoient l'épiderme ridé et épaissi. Déjà nous avons cité dans la première partie de cette dissertation, l'exemple d'un malheureux domestique qui, à l'époque des vengeances révolutionnaires, voyant traîner son maître vers le supplice affreux de la guillotine, fut soudainement frappé d'une éruption furfuracée, qu'il a conservé pendant plusieurs années. Élisa Barbet, jeune femme qui reçoit encore nos soins à l'hôpital Saint-Louis, n'a été atteinte de Dartres, qu'à la suite des longs tourmens qu'elle a endurés par la perte totale de sa fortune.

CCLV. J'ai rassemblé plusieurs faits qui prouvent que des désirs long-temps comprimés, particulièrement ceux qui portent naturellement les deux sexes vers les plaisirs vénériens, ne sont pas moins nuisibles. Cet état de contrainte et de privation introduit un dérangement manifeste dans les fonctions de la peau; et il est assez ordinaire de voir le front des jeunes gens et des jeunes filles couvert de Dartres pustuleuses. D'ailleurs, la continence forcée conduit souvent à des habitudes solitaires dont les résultats funestes s'expriment en quelque sorte sur les tégumens. Nous avons observé long-temps un jeune homme qui avoit une Dartre pustuleuse disséminée sur toute la surface des tégumens ; ses yeux en étoient si violemment irrités, qu'ils ne pouvoient supporter aucune lumière un peu éclatante. Les cryptes muqueux des paupières étoient tellement enflammés, qu'ils laissoient couler une grande quantité d'humeur puriforme. Cette Dartre n'étoit jamais plus intense, que lorsqu'il se livroit à la masturbation. C'est alors sur-tout qu'il étoit dévoré par un prurit brûlant.

CCLVI. On se trompe souvent, lorsqu'on attribue un caractère contagieux aux Dartres , parce que toutes les personnes qui en sont atteintes prétendent les avoir contractées. Par un amour-propre qui est inné, aucun individu ne veut qu'une maladie regardée comme honteuse soit inhérente à sa propre économie. Les malades recherchent alors avec un soin scrupuleux les différentes circonstances dans lesquelles ils ont pu se trouver avec des personnes atteintes de semblables éruptions ; et ils leur attribuent presque toujours ce qui ne vient que d'eux-mêmes. Qui sait si les auteurs n'ont point été entraînés par le torrent de l'opinion commune ? Pour ce qui me concerne, j'ai vu à la vérité une foule d'individus qui disoient avoir pris des Dartres pustuleuses et des Dartres furfuracées avec des rasoirs mal nétoyés. J'ai vu en outre un jeune homme atteint d'une Dartre squammeuse humide à la partie antérieure de l'abdomen , laquelle paroissoit avoir été communiquée à son épouse. Mais combien d'autres faits militent en faveur d'une opinion contraire ! Un malheureux artiste étoit à-la-fois tourmenté et par une Dartre squammeuse qui recouvroit tout son corps, et par la véhémence des desirs vénériens. Il cohabitoit avec une très-jeune femme qui n'a jamais éprouvé de symptômes dartreux. Une fille étoit sujette à une Dartre furfuracée et à une leucorrhée abondante, qui alternoit avec l'apparition de l'exanthême. Elle entretenoit un commerce continuel avec plusieurs individus, dont aucun n'a été affecté du virus herpétique. Tous les jours je fais des observations qui paroissent démontrer le caractère non contagieux des Dartres. J'ai exécuté plusieurs expériences sur moi-même , en présence de mes élèves. J'ai vu en contact avec des Dartres qui suintoient ; j'ai appliqué deux fois du pus herpétique sur mon corps, dans des endroits où l'absorption est très-active. Je ne regarde pas néanmoins ces différens essais comme décisifs et concluans : je me propose de donner plus d'étendue à ces recherches intéressantes.

ARTICLE VI.

Du siége spécial des différentes espèces de Dartres.

CCLVII. La peau humaine est d'une organisation si délicate et si complexe, qu'il n'est pas facile de déterminer quel est le siége spécial des affections herpétiques. Beaucoup de praticiens l'établissent dans le tissu réticulaire. Des divers tissus qui constituent nos tégumens, c'est en effet celui dont les propriétés vitales sont les plus actives. L'opinion la plus généralement reçue, à cet égard, n'est sans contredit très-probable.

CCLVIII. J'ai en outre regardé comme un point de recherche fort intéressant pour le progrès de notre art, de fixer quel est le siége particulier de chaque espèce de Dartre. Elles proviennent vraisemblablement toutes de la même source. Leur affinité réciproque est si intime et si frappante, leurs traits de ressemblance si nombreux, que sans une étude bien approfondie, on ne les prendroit souvent que pour des degrés d'une affection absolument identique. On doit, du reste, présumer que toutes les différentes espèces que nous avons décrites partent du même point dans les tégumens ; mais que les unes, par l'effet de la malignité qui leur est propre , étendent ensuite leurs ravages plus profondément que les autres.

CCLIX. Toutefois, on peut dire qu'en général les Dartres ont leur siége dans les organes secrétoires et excrétoires du système dermoïde. Mais ces organes sont attaqués de manière que l'irritation herpétique ne s'étend guère au-delà des tégumens. Aussi ne se manifeste-t-il aucune altération dans le reste du corps. En effet, il est rare que dans les Dartres on apperçoive cette fièvre primitive qui distingue les exanthèmes aigus. Si la fièvre se déclare, c'est dans quelques cas graves, où la lésion très-considérable des vaisseaux exhalans tuméfie le tissu cutané et le rend érythémateux. On observe néanmoins que lorsque la maladie a duré long-temps, elle peut jeter le trouble dans tous les systèmes de l'économie animale, et c'est alors que les malades éprouvent les symptômes d'une extrême foiblesse; mais dans cette circonstance, la maladie cesse d'être locale, et les accidens secondaires dont il s'agit , sont une suite du désordre introduit dans l'exhalation cutanée. Ce vice de l'exhalation existe communément sur les parties affectées, en proportion de l'espace occupé par l'éruption.

ARTICLE VII.

Des résultats fournis par l'Autopsie cadavérique des sujets qui ont succombé au vice dartreux, ou qui sont morts pendant l'existence de cette affection.

CCLX. Les Dartres sont généralement si peu dangereuses dans leurs suites et dans leurs résultats, qu'on a rarement l'occasion de procéder à des ouvertures cadavériques. Ce n'est qu'au milieu des cas nombreux de cette maladie, qui s'offrent nécessairement dans un hôpital aussi vaste que celui de l'hôpital Saint-Louis, que j'ai pu recueillir quelques exemples d'une pareille terminaison. D'ailleurs, lorsque des individus succombent aux affections herpétiques, il s'est presque toujours opéré une complication de symptômes et d'accidens qui appartiennent pour la plupart à des affections consécutives et secondaires. On a vu succéder aux Dartres, la leuco-phlegmasie, des engorgemens glanduleux, la consomption pulmonaire, le marasme, la fièvre hectique, et autres altérations analogues. Les recherches anatomiques ne peuvent donc fournir encore de grandes lumières sur le siége, les causes, le diagnostic et le traitement des Dartres. J'ai rassemblé les faits suivans.

Première autopsie cadavérique. Un soldat, âgé de trente-cinq ans, servant dans la cavalerie, avoit sur la fesse gauche une Dartre squammeuse humide (*Herpes squammosus madidans*), qui fut singulièrement exas-pérée par les fatigues de la guerre. Cette Dartre prit un accroissement si considérable, que le malade arriva à Paris dans l'état le plus triste. On le transporta à l'hôpital Saint-Louis : ses jambes étoient enflées, et la fièvre lente le consumoit. Malgré les moyens nombreux que l'on mit en usage, nous n'observâmes aucun changement favorable dans les symptômes. Un mois entier s'écoula dans le désespoir et la langueur. Cet infortuné maigrissoit d'une manière effrayante. Un jour, il ressentit une gêne extrême dans l'exercice de la respiration, et mourut presque subitement. Nous procédâmes à l'examen du cadavre : la partie des tégumens où étoit située l'éruption herpétique, étoit épaissie et gangrénée presque dans tous ses points. Le tissu cellulaire étoit comme lardacé et d'une couleur jaunâtre. On ouvrit la poitrine, qui laissa voir le poumon droit enflammé et adhérent aux côtes ; les altérations de l'abdomen étoient encore bien plus marquées. Le foie avoit acquis un volume énorme, et étoit tourné au gras. Les intestins offroient des traces sensibles d'une inflammation chronique.

Deuxième autopsie cadavérique. Une jeune fille n'ayant pas plus de vingt ans, et exerçant le métier de la broderie, étoit affectée, depuis son bas âge, d'une Dartre furfuracée arrondie (*Herpes furfuraceus circinatus*), qui se manifestoit par plaques au visage, au col, autour des oreilles, à la poitrine, à la face externe des avant-bras et aux articulations des coudes. Ces éruptions farineuses infestoient aussi l'abdomen, les cuisses, les genoux et les jambes. L'aspect de la malade étoit hideux. Elle eut malheureusement recours à des moyens répercussifs qui lui furent délivrés par un empyrique. La Dartre disparut très-vite ; mais aussitôt, suppression des menstrues, respiration difficile, anxiétés extrêmes, pouls à peine sensible. Cet état dura près de quarante jours, au bout des-quels il y eut infiltration des extrémités inférieures, une sorte de bouffissure dans la face, &c. La suffocation fit périr cette infortunée. Le cadavre fut ouvert, et on remarqua les altérations suivantes : plèvre épaissie et d'un rouge livide ; à la face interne de cette membrane, enduit albumineux très-facile à détacher avec le manche du scalpel, hydro-thorax fluide, séro-purulent, d'un vert pomme dans le côté droit ; sérosité limpide et jau-nâtre dans le côté gauche ; poumons rapetissés et remontés vers la partie antérieure de la poitrine, l'un et l'autre adhérens avec la plèvre ; hydropisie du péricarde ; cœur volumineux ; caillots considérables d'un sang noirâtre dans les deux ventricules ; le droit étoit plus dilaté que l'autre ; aucune lésion ne fut trouvée dans les viscères abdominaux, lesquels étoient néanmoins flottans dans un grand amas de sérosité. Nous examinâmes aussi le cerveau, qui étoit mollasse ; les vaisseaux de cet organe étoient gorgés d'un sang noir.

Troisième autopsie cadavérique. J'ai déjà donné plus haut l'histoire d'une femme âgée de cinquante-sept ans, atteinte d'une Dartre phlycténoïde confluente (*Herpes phlyctenoïdes confluens*). Elle se nommoit Anne Brun-domy ; elle mourut le 26 février 1806, à quatre heures du matin ; elle fut examinée le 27 du même mois. Voici ce que nous eûmes occasion d'observer. A l'extérieur du corps, maigreur générale, excoriation de la partie posté-rieure du bassin et de toute la région lombaire ; la peau offroit dans certains endroits, comme au col, à la poi-trine, &c. quelques petites vésicules ; dans d'autres endroits, comme aux bras, aux jambes, des taches jaunâtres qui étoient produites par la dessication des empoules. L'épiderme se séparoit facilement de la peau. L'intérieur de la bouche présentoit plusieurs choses à considérer : de petites ulcérations qui ressembloient aux excoriations aphteuses. Ces ulcérations étoient peu profondes, et couvertes d'une pellicule noirâtre ; on en remarquoit sur le voile et les piliers du palais ; la langue, en partie détruite par de semblables excoriations, offroit des croûtes épaisses, sous lesquelles étoit un fluide muqueux et un peu glutineux. L'intérieur de l'œsophage, sain d'ailleurs, offroit à l'endroit où il s'unit à l'estomac, la membrane muqueuse peu adhérente à la musculaire, et un fluide séreux épanché dans le tissu cellulaire qui unit les deux membranes. L'ouverture pylorique ne présentoit rien de notable. Les intestins étoient distendus par des gaz, et étoient parsemés de taches à leur surface extérieure. La

MALADIES DE LA PEAU.

91

surface intérieure étoit affectée dans toute l'étendue des intestins grêles, de petites ulcérations répandues çà et là, et qui rendoient une suppuration glutineuse. On ne remarquoit que deux vésicules dans le trajet des gros intestins. D'ailleurs, les autres viscères de l'abdomen n'offroient rien de remarquable.

Quatrième autopsie cadavérique. — Nous avons procédé à l'ouverture du corps de Joséphine Brugnon, âgée de dix-huit ans, morte dans un état de marasme et de consomption, à la suite d'une Dartre qui n'avoit d'abord présenté que les phénomènes d'une crustacée flavescente (*Herpes crustacens flavescens*); mais cette éruption prit ensuite le caractère rongeant, et cette dégénération funeste sembla particulièrement s'opérer par l'effet des chagrins sans nombre qu'elle avoit éprouvés, et des liqueurs spiritueuses dont elle abusoit comme pour s'étourdir. J'avois examiné dès le début de la Dartre les endroits où elle avoit son siége. On n'y remarquoit qu'une rougeur violacée sur laquelle se trouvoient un grand nombre de petits boutons, remplis d'un fluide trouble et épaissi, dont la concrétion donnoit lieu à la formation des croûtes dartreuses. La circonférence de la bouche étoit sur-tout recouverte de semblables croûtes; mais celles-ci étoient de la couleur d'un gris noirâtre, ce qui les faisoit ressembler assez bien à celles produites par une Dartre phagédénique. Aussi est-ce précisément dans cette partie que cette conversion s'opéra. La Dartre fit de tels progrès en dix-huit mois, que toute la lèvre supérieure, les cartilages et les os propres du nez, furent successivement détruits. La malade languit quelque temps, et tous les jours l'amaigrissement augmentoit d'une manière effrayante; sa peau étoit d'une sécheresse extrême, et se résolvoit en une matière farineuse. Les gencives et la membrane muqueuse de la bouche, prirent une teinte blanchâtre; enfin, elle mourut, et l'ouverture du corps fut exécutée avec un soin particulier. Voici ce qui fut principalement remarqué. Phénomènes extérieurs : les tégumens, comme je l'ai déjà dit, étoient secs, rugueux, d'un gris sale et cadavéreux; les muscles paroissoient profondément émaciés; les deux ailes du nez avoient disparu, ainsi que la cloison moyenne et les os qui constituent la cavité des fosses nasales. Phénomènes intérieurs : l'abdomen étoit dans son état naturel, mais dépouillé absolument de graisse; péritoine épaissi et comme spongieux dans la région ombilicale, offrant, dans toute son étendue, une grande quantité de granulations dures, jaunâtres et irrégulières dans leur forme. Il y avoit une grande quantité de fluide séreux épanché. La membrane muqueuse qui tapisse le conduit digestif, étoit pâle, blafarde, et comme macérée. Le foie étoit plus volumineux et plus compacte que de coutume, d'une couleur jaunâtre et grisâtre. Dans la vésicule du fiel, on remarquoit une bile noirâtre, gluante, filante. Le pancréas étoit plus développé que dans l'état naturel. La rate avoit aussi plus de consistance que de coutume; mais ni la vessie, ni les reins n'étoient altérés. La matrice n'offroit aucune espèce de lésion; mais les trompes étoient ulcérées à leur extrémité, et les ovaires un peu détériorés dans leur tissu. La poitrine fut ensuite examinée attentivement; elle ne présenta aucun liquide épanché. La plèvre et le poumon dans l'état sain, offroient seulement à leur surface une couche blanchâtre, albumineuse. Le cœur étoit vide de sang et rapetissé. Sorte de macération de la membrane muqueuse du pharynx, du larynx et de l'œsophage.

CCLXI. Si j'ai donné le résultat de ces autopsies cadavériques, ce n'est pas que j'espère qu'on puisse en retirer de grandes lumières sur la nature, le diagnostic, le siége, les causes productrices et le traitement des Dartres ; mais j'ai voulu indiquer au moins que de semblables recherches ne devoient point être négligées. Car qui peut assurer qu'on ne trouvera point après nous des faits plus instructifs et plus intéressants que ceux découverts jusqu'à ce jour, dans ce temps sur-tout où l'anatomie pathologique se perfectionne par tant de travaux utiles !

ARTICLE VIII.

Des résultats fournis par l'analyse chimique des écailles et des croûtes qui se manifestent pendant le cours des affections herpétiques.

CCLXII. La chimie est une sorte de dissection matérielle qui peut révéler des phénomènes importans. Une analyse exacte et comparée de tous les virus morbifiques dont le système dermoïde est la proie, seroit peut-être d'un grand avantage pour les progrès de la pathologie. J'ai fait apporter dans le laboratoire de M. Vauquelin une grande quantité d'écailles et de croûtes dartreuses. Voici les résultats qu'on a obtenus. *Écailles dartreuses:* 1°. albumine.; 2°. mucilage animal ; 3°. muriate de soude; 4°. sulfate de soude; 5°. acide phosphorique libre; 6°. phosphate de chaux. *Croûtes dartreuses :* 1°. albumine ; 2°. mucilage animal; 3°. muriate de soude; 4°. sulfate de soude; 5°. phosphate de chaux; 6°. carbonate de chaux. La seule différence trouvée entre ces deux substances morbifiques, consiste donc en ce que les Dartres écailleuses contiennent de l'acide phosphorique libre et point de carbonate de chaux, tandis que les Dartres croûteuses ne contiennent point cet acide, et contiennent du carbonate de chaux.

ARTICLE IX.

Considérations sur les Méthodes employées pour la guérison des Dartres.

CCLXIII. Il est difficile d'établir des méthodes générales de traitement pour la guérison des affections herpétiques. En effet, chaque espèce réclame, pour ainsi dire, des moyens particuliers. Mon expérience m'a démontré, par exemple, qu'on ne sauroit attaquer les Dartres furfuracées sèches, comme les Dartres squammeuses humides; que les Dartres crustacées et les rongeantes exigent un plan de conduite différent : enfin, j'ai vu que les procédés curatifs sont susceptibles d'être infiniment variés, selon qu'il s'agit de combattre les accidens des Dartres phlycténoïdes, érythémoïdes, &c. Que peuvent valoir alors les secrets tant préconisés par un charlatanisme présomptueux, et qu'on applique sans discernement à tous les cas?

CCLXIV. On voit, d'après ce que je viens de dire, combien il importe d'indiquer rigoureusement les caractères spécifiques des Dartres; de décrire, d'une manière exacte, les phénomènes qui les constituent; d'étudier séparément leurs attributs, et de recourir à la méthode analytique pour démêler des objets aussi complexes, si l'on veut arriver à des règles positives pour obtenir leur guérison. Les anciens Pathologistes n'ont pu se frayer que de fausses routes, puisqu'ils ignoroient le génie propre de ces exanthèmes. Qui contestera désormais la nécessité des monographies pour le perfectionnement de nos connoissances thérapeutiques?

CCLXV. Au surplus, l'unique voie à suivre pour perfectionner le traitement de ces éruptions si rebelles, est de les ramener aux vrais principes qui dirigent la guérison des autres maladies. La nature n'a qu'une seule marche, et on observera constamment trois temps dans le cours des Dartres; le temps de leur naissance, le temps de leur développement, et celui de leur déclin. Il importe donc d'examiner soigneusement, lorsqu'on est consulté pour une affection de ce genre, à quel degré de sa marche la nature est parvenue. En effet, comment négliger cette attention, puisque les remèdes à employer ne sont pas les mêmes dans toutes les époques de la maladie? Je le demande aux praticiens expérimentés : si on réclame les secours de leur art au troisième jour d'un exanthème aigu, se conduiront-ils comme s'ils avoient été appelés le premier jour? Non sans doute; et ils chercheront d'abord à apprécier quel est le changement qui s'est opéré dans le mode de réaction des forces vitales. Il faut tenir la même conduite pour la guérison des exanthèmes chroniques.

CCLXVI. L'observation de ces périodes est si importante, qu'il est des Dartres dans lesquelles les mouvemens de la nature sont manifestement dépurateurs. Dans cette circonstance, elles ne sont pas seulement le résultat d'une altération particulière du système dermoïde; mais elles semblent avoir pour but d'extirper du corps vivant, une matière qui lui est étrangère ou nuisible. Aussi est-il une époque de l'éruption, où les tégumens sont arrosés par un suintement très-considérable; c'est ce qui arrive principalement dans la Dartre squammeuse humide (*Herpes squammosus madidans*). De quels inconvéniens seroit suivie la conduite d'un médecin imprudent, qui voudroit tarir trop vite cet écoulement salutaire? J'ai recueilli plusieurs exemples qui attestent un pareil danger. Un pauvre menuisier portoit, sur les cuisses et les bras, une Dartre squammeuse, qui tous les jours rendoit une grande quantité de matière ichoreuse : le linge qui l'enveloppoit étoit imbibé en quelques minutes, et les infirmières pouvoient à peine suffire pour le tenir dans un état de propreté. Ses nuits étoient si douloureuses, qu'il se livroit au désespoir. Il imagina de mettre de la cendre chaude sur les parties des tégumens qui commençoient à s'ulcérer : le lendemain, il éprouva une difficulté de respirer qui étoit presque insurmontable. Il fallut le plonger dans le bain, lui appliquer un large vésicatoire sur la poitrine. Nous avions cru un moment qu'il alloit perdre la vie; cependant il parvint à se rétablir. Je pourrois aussi rappeler l'observation d'un ébéniste qui mourut à l'hôpital Saint-Louis, pour avoir combattu, par des répercussifs énergiques, une Dartre furfuracée qui couvroit ses épaules et une portion des reins. Ces faits prouvent que, dans le traitement des Dartres, il importe de marcher avec la nature, et de seconder ses opérations.

CCLXVII. Si l'on a une connoissance profonde de la marche et des révolutions des Dartres, on sera peu surpris de ce qui survient quelquefois dans le traitement de ces maladies. En effet, il n'est pas rare de voir que durant l'application de certains topiques, comme, par exemple, lorsqu'on administre des douches ou des bains sulfureux, l'éruption herpétique augmente momentanément d'intensité. Les individus affectés s'imaginent faussement qu'un pareil régime leur est contraire, quand les symptômes qu'ils observent, ne sont que le résultat de la marche régulière de l'exanthème. Ce phénomène trompe quelquefois des médecins qui sont sans intelligence et sans instruction; mais les Dartres ne tardent pas à s'éteindre progressivement par l'action des mêmes moyens dont on avoit d'abord redouté l'emploi.

CCLXVIII. Pour éviter de telles méprises, rien, par exemple, n'est plus avantageux que d'étudier les procédés de la nature, lorsqu'elle opère spontanément et d'elle-même ses guérisons, sans aucun secours de l'art. Ces actes de la puissance médicatrice peuvent s'observer à l'hôpital Saint-Louis, où tant de dartreux sont rassemblés. Combien de fois n'avons-nous pas vu des exanthèmes aigus se déclarer pendant le cours d'un exanthème chronique, et conduire rapidement ce dernier à une parfaite solution! Je pourrois alléguer ici beaucoup d'exemples dont j'ai été le témoin : je ne citerai que les suivans : une jeune fille âgée de seize ans, étoit affectée d'une Dartre crustacée flavescente (*Herpes crustaceus flavescens*), qu'aucun moyen n'avoit pu guérir, et qui avoit son siége dans le tissu graisseux de la joue gauche. Elle fut prise d'une fièvre très-forte, avec assoupissement, à laquelle succéda un érysipèle qui suivit ses périodes ordinaires, et fit entièrement disparoître la Dartre. Un vieux militaire doué d'un tempérament lymphatique, étoit tourmenté depuis fort long-temps d'une Dartre rongeante qui devoit son origine à une diathèse scrophuleuse (*Herpes exedens scrophulosus*). Il eut un érysipèle inflammatoire durant et après lequel son affection habituelle borna entièrement ses progrès. Un enfant étoit sujet à une Dartre furfuracée (*Herpes furfuraceus circinatus*), d'un caractère rebelle, et qui avoit donné beaucoup d'inquiétude. La petite-vérole survint et modifia son système dermoïde d'une manière si avantageuse, qu'il n'a conservé aucune trace de sa première incommodité.

CCLXIX. Il est à présumer que l'appareil de réaction que la nature déploie dans cette circonstance, est particulièrement propre à rétablir les fonctions du système exhalant, et à restituer aux vaisseaux cutanés le degré d'énergie qui leur convient ; il est à présumer que les mouvemens perturbateurs de la fièvre excitent l'action tonique du système dermoïde, et changent ainsi le type habituel de l'affection herpétique. Cette considération rappelle les faits qui suivent : un homme de lettres dont la vie étoit très-sédentaire, étoit couvert d'éruptions furfuracées ; des circonstances extraordinaires le jetèrent dans la carrière de l'ambition, et changèrent totalement son régime de vie. Au sein des agitations extrêmes où il se trouva , ses Dartres disparurent. Un homme avoit une Dartre pustuleuse mentagre (*Herpes pustulosus mentagra*) ; il éprouva des malheurs de commerce qui lui firent contracter des dettes, et nécessitèrent sa reclusion ; il eut la fièvre, le délire, et la Dartre se dissipa. Mais il en fut attaqué de nouveau aussi-tôt que son état devint plus calme, et que ses affaires furent arrangées. Aucun fait, peut-être, n'est plus intéressant que celui d'une femme qui , ayant été frappée de la foudre, fut radicalement guérie d'une Dartre squammeuse lichénoïde (*Herpes squammosus lichenoïdes*), dont elle se trouvoit attaquée depuis fort long-temps.

CCLXX. On explique ainsi pourquoi tout ce qui est propre à changer le mode des propriétés vitales des exhalans cutanés, peut favoriser la guérison des Dartres. De là vient l'influence salutaire des climats et des saisons. Qui ne sait pas que beaucoup d'individus se délivrent des éruptions chroniques qui les tourmentent , en se transportant dans les pays chauds! A l'hôpital Saint-Louis, nous avons vu des exanthèmes herpétiques résister aux moyens curatifs pendant le cours de l'hiver, et se montrer moins rebelles à l'arrivée du printemps ou de l'été. Il ne suffit donc pas qu'un remède soit salutaire par son essence, il faut que tout soit favorablement disposé pour faciliter son action. Cette vérité s'applique aux Dartres comme aux autres maladies.

CCLXXI. Non-seulement il importe que les agens extérieurs concourent au succès de la guérison, mais il est en outre nécessaire que le corps soit convenablement disposé pour recevoir l'action des médicamens. Combien de fois les malades font vainement usage des substances les plus efficaces, parce qu'ils ignorent l'art de les employer dans l'ordre qui est le plus favorable à leur succès! C'est toujours sur les faits que j'aime à m'appuyer pour soutenir de semblables assertions. J'ai donné des soins à une dame opulente qui avoit été successivement dirigée par les premiers médecins de l'Europe ; on lui avoit indiqué les remèdes les plus propres à la guérir, et pourtant aucun de ces remèdes n'avoit produit l'effet désirable. Mais je ne changeai rien au traitement qui lui avoit été déjà prescrit. Mais la malade observa un régime préparatoire, prit une grande quantité de bains, &c. ; dès-lors l'affection herpétique se dissipa. Les hommes de l'art ont vu mille exemples de ce genre.

CCLXXII. Je dois recommander aux médecins qui veulent procéder avec quelque certitude au traitement des Dartres, de diriger spécialement leur attention vers la texture particulière de la peau, qui diffère à l'infini selon la constitution physique de chaque malade. Un remède déterminé n'agit point avec une efficacité égale sur tous les individus , quoiqu'ils soient atteints du même genre ou de la même espèce d'éruption herpétique. C'est d'ailleurs une remarque vulgaire, que ce qui est salutaire à une personne est souvent nuisible à une autre personne. Il faut donc proportionner le remède à l'état des propriétés vitales des tégumens, et chaque système dermoïde a , pour ainsi dire, son idiosyncrasie.

CCLXXIII. Il est une autre considération qui échappe journellement à tous les pathologistes : c'est qu'un médicament topique, par exemple , n'agit point également sur les différentes parties du corps, parce que leur organisation est diversement modifiée. Un homme étoit affligé de plusieurs Dartres squammeuses, dont les unes occupoient les cuisses et les jambes, les autres occupoient les bras ; il y en avoit au ventre et à la partie antérieure du sternum. Il les frottoit assidument avec une pommade dont le sulfure de potasse étoit le principal ingrédient. Il observa que les Dartres situées sur les extrémités supérieures et inférieures, guérissoient par l'application de ce topique, tandis que celles de la région abdominale augmentoient d'intensité et devenoient plus douloureuses.

CCLXXIV. En général, les Dartres résistent d'autant plus aux moyens de guérison, qu'elles occupent un plus grand espace sur les tégumens. En effet, il y a des éruptions de ce genre qui finissent par envahir l'universalité de la peau ; c'est alors que toutes les fonctions de cet organe se trouvent interverties, et que la transpiration insensible n'a plus lieu. Dans une semblable circonstance, j'ai vu fréquemment les urines contracter de l'acrimonie, causer des cuissons brûlantes dans la vessie, et déposer un sédiment sablonneux.

CCLXXV. Plus les Dartres sont anciennes et invétérées, moins on a d'espoir de les guérir, parce que l'économie animale a contracté l'habitude de ce genre de maladie, et cette habitude est, pour ainsi dire, une seconde nature. Lorsque les Dartres sont héréditaires, elles sont encore bien plus graves, sur-tout si elles ont déjà manifesté un mauvais caractère chez les parens. Il est assez ordinaire de voir les secours de l'art échouer devant des causes aussi terribles.

CCLXXVI. Pour appliquer d'une manière plus positive la méthode qui doit conduire à la guérison des Dartres, il importe de faire une étude réfléchie de leurs différentes complications. Ces exanthèmes se trouvent souvent réunis à la maladie vénérienne, ce qui nécessite l'alliance des mercuriaux avec les remèdes anti-herpétiques. Quelquefois aussi les Dartres se lient avec les phénomènes du scorbut. Ne faut-il pas alors faire concourir les moyens propres à détruire cette combinaison morbifique ? C'est par leur mélange réciproque que les maladies affermissent en quelque sorte leur empire dans l'économie animale.

CCLXXVII. Combattez avec précaution les Dartres qui tiennent à des phénomènes organiques. C'est ainsi que la peau des enfans en est fréquemment souillée à l'époque orageuse de la première dentition. Les mouvemens tumultueux qui s'exécutent à l'intérieur, pour réaliser cet important phénomène, poussent au-dehors ces éruptions critiques et salutaires. J'ai souvent observé que lorsqu'on cherchoit à les répercuter, les glandes du col commencent à s'engorger et à se remplir d'une humeur étrangère. On diroit alors qu'elles servent de réceptacle à tous les résidus excrémentitiels du corps vivant. Cet accident fâcheux explique la conduite qu'on doit tenir en beaucoup d'autres cas.

CCLXXVIII. Il est d'expérience médicinale qu'on doit souvent varier les remèdes dans le traitement des maladies chroniques, et particulièrement des maladies cutanées. Car des substances médicamenteuses auxquelles la nature est habituée, produisent rarement un effet salutaire. J'ai observé constamment chez les individus atteints de Dartres longues et opiniâtres, qu'ils éprouvoient toujours du soulagement, lorsqu'ils mettoient en usage un remède nouveau; mais après un certain laps de temps, l'action de ces remèdes étoit presque nulle. Les lois physiologiques expliquent aisément ce phénomène. Quand on ne peut changer la substance médicinale, on change du moins son mode d'administration.

CCLXXIX. Que faut-il conclure des considérations que je viens d'établir? qu'il est impossible d'indiquer des méthodes générales pour la guérison des Dartres; qu'il faut savoir les approprier aux divers cas que l'on observe. Je répéterai ici avec Vallesius : *Primum igitur expedit rationem medendi discere universim , idque maximi momenti, in arte esse putare; deinde ad singulorum descendere curationes; quod erit facillimum ei, qui quam nunc instituimus doctrinam tenuerit.* C'est dans la nature malade, et non dans les livres, qu'il faut étudier les procédés curatifs; il faut sur-tout se garder de ces méthodes empyriques qui consistent à employer les mêmes moyens, dans toutes les circonstances, sans s'éclairer des lumières d'une saine observation.

ARTICLE X.

Du Traitement interne employé pour la guérison des Dartres.

CCLXXX. Cette partie de la thérapeutique des Dartres est celle qui présente les points de doctrine les plus douteux. Qu'on examine les prescriptions consignées dans les ouvrages de notre art, on verra qu'elles y sont toutes dictées par un esprit de routine! De vaines formules y sont gravement conseillées par des praticiens recommandables dont le témoignage séduit et abuse un vulgaire ignorant. Les auteurs entassent sans discernement dans leurs écrits des opinions vagues, des suppositions étranges; ils indiquent, soit dans le règne végétal, soit dans le règne minéral, quelques substances généralement regardées comme diaphorétiques. Ils ordonnent un régime sévère, et s'imaginent ensuite avoir satisfait aux indications. C'est bien ici le cas de dire que rien n'est plus difficile que l'expérience médicinale.

CCLXXXI. Je me suis d'abord laissé conduire par l'autorité de mes prédécesseurs. J'ai employé à toutes les doses les plantes dont on a depuis long-temps célébré les vertus : je n'ai jamais pu me convaincre, je l'avoue, qu'elles fussent d'une utilité majeure pour la guérison des Dartres. A l'hôpital Saint-Louis, on administre en grande quantité, et sous les formes les plus variées, la douce-amère (*solanum dulcamara*, Linn.), la scabieuse (*scabiosa arvensis*, Linn.), la bardane (*arctium lappa*, Linn.), la patience (*rumex patientia*, Linn.), la fumeterre (*fumaria officinalis*, Linn.), le trèfle d'eau (*trifolium fibrinum*, Linn.), &c. Mais le plus souvent les effets qui suivent l'emploi de ces végétaux, paroissent plus manifestement devoir être attribués aux bains, à l'action de certains topiques, à la marche naturelle de la maladie, &c. Dans quelques cas, néanmoins, j'en ai retiré un certain avantage, lorsque j'en ai donné le suc étendu dans le petit-lait clarifié. Je pourrois citer entre autres exemples, celui d'une Dartre pustuleuse couperose (*Herpes pustulosus gutta-rosea*), dans laquelle on n'employa ni bains ni topiques, et qui céda à l'action seule d'un pareil remède. Je dois ici rappeler un autre fait : une femme étoit tourmentée d'une Dartre squammeuse humide (*Herpes squammosus madidans*), qui s'étendoit sur la face interne des deux cuisses, et suscitoit des démangeaisons presque continuelles. Je remarquai d'une manière constante que les symptômes diminuoient d'intensité, que le prurit sur-tout s'éteignoit entièrement, lorsque la malade faisoit usage d'une forte infusion de saponaire (*saponaria officinalis*, Linn.). Comme cette observation a été réitérée pendant l'espace d'un an, elle est authentique, et mérite d'être conservée pour les gens de l'art. Je dois aussi à la vérité de dire que quelques personnes m'ont paru manifestement soulagées de leurs éruptions herpétiques par le suc de pensée sauvage (*viola tricolor*, Linn.). J'étais d'autant plus intéressé à répéter les expériences sur cette plante, que les auteurs en ont préconisé les avantages avec des éloges peu mesurés, au lieu d'en étudier les effets avec ce doute philosophique qui doit caractériser l'observateur exact et impartial. Il est, du reste, probable que toutes ces plantes, administrées dans un état de fraîcheur, influent de la manière la plus heureuse sur les propriétés vitales du système dermoïde ; et, sous ce point de vue, il est très-important d'en conseiller l'usage.

CCLXXXII. Les opinions se partagent, lorsqu'il s'agit de décider sur les bons effets du mercure et de ses préparations dans le traitement des affections dartreuses. Certains praticiens regardent ce métal comme une sorte de panacée qu'on peut opposer à toute espèce d'altération chronique de la peau. Quel abus en font journellement les routiniers, les charlatans et les empyriques ! Il est des médecins, au contraire, qui ne parlent que des accidens funestes survenus à la suite de l'administration du mercure. Ces accidens ont pu sans doute avoir lieu dans quelques circonstances ; cependant j'ai vu plusieurs individus chez lesquels il n'a produit que des effets salutaires. Un jeune homme qui exerçoit le métier de boucher, étoit tourmenté d'une Dartre furfuracée (*Herpes furfuraceus circinatus*); cette Dartre occupoit la presque totalité des tégumens. Des démangeaisons interminables le dévoroient. Il avoit inutilement suivi plusieurs traitemens; il s'avisa de recourir à l'usage de la liqueur de Van-Swieten, et après trois mois, ses Dartres avoient totalement disparu. Au surplus, personne n'ignore que le mercure agit d'une manière directe sur le système lymphatique, et combat les Dartres avec efficacité. C'est mal à propos que les praticiens ont envisagé certaines éruptions comme syphilitiques, parce qu'elles cédoient à l'action du mercure : comme si ce médicament étoit uniquement approprié à cette maladie. Ne détruira-t-on jamais une semblable erreur ?

CCLXXXIII. La saine expérience justifie depuis fort long-temps les grands éloges que l'on donne au soufre pour le traitement des Dartres. Ce médicament m'a paru être celui qui exerce l'action la plus énergique sur ce genre d'affection. Il est si pénétrant et si diffusible, qu'il se répand avec célérité dans tous les départemens du système lymphatique. Il y excite sans doute une sorte de mouvement fébrile qui ne peut qu'être favorable ; il réveille l'action tonique du tissu cellulaire, accroît la puissance des propriétés vitales de la peau, rétablit le plein exercice de la transpiration, &c. Telle est, du reste, la haute opinion que j'ai conçue des bons effets de ce remède; j'ai même la conviction intime que les antimoniaux tant préconisés pour la guérison des maladies dartreuses, ne sont utiles que par les parties sulfureuses qui leur sont unies. Pour ce qui me concerne, j'emploie journellement le soufre à l'hôpital Saint-Louis, et le succès couronne constamment son administration : je l'ordonne jusque dans la soupe des indigens. Beaucoup de plantes conseillées contre les maladies de la peau, ne sont si salutaires, que parce qu'elles contiennent un principe sulfureux.

CCLXXXIV. De là vient que les eaux minérales sulfureuses obtiennent un si grand avantage contre toutes les affections herpétiques. Dans les lieux où ces eaux abondent, une observation certaine a prouvé leurs excellens effets. Je doute, au surplus, que le soufre, cette production minérale si précieuse, que la nature semble avoir prodiguée sur la terre pour les besoins de l'homme, puisse être administré aux malades sous une forme plus commode et plus favorable. J'ai tenu compte d'une foule de dartreux qui sont parvenus à se guérir par le simple usage des eaux sulfureuses factices de Tivoli. Au surplus, il n'est personne qui ne connoisse les effets sensibles qui suivent l'administration intérieure de ces eaux. Elles suscitent dans tout le système de l'économie animale, une sorte de fièvre artificielle qui imprime aux Dartres un caractère aigu, en augmentant les oscillations du tissu muqueux. Pendant que l'énergie intérieure augmente, l'éruption herpétique paroît d'abord se déployer avec plus d'intensité ; mais bientôt elle diminue, pour s'éteindre entièrement.

CCLXXXV. Je dois pourtant faire remarquer ici que les eaux minérales sulfureuses ne sont particulièrement salutaires que dans les Dartres accompagnées de l'inertie des propriétés vitales de la peau, et il faut observer que ce cas est le plus ordinaire. Mais il est des circonstances où il importe de les interdire, particulièrement chez les individus dont les nerfs sont facilement irrités, ou qui sont tourmentés de quelque autre levain morbifique intérieur, comme, par exemple, chez certains goutteux, chez les épileptiques et les convulsionnaires. Il est des personnes dont le tissu cellulaire contracte une telle susceptibilité par l'état maladif, que toute boisson stimulante leur est infiniment nuisible. C'est pourquoi les praticiens ont observé que les eaux de Barèges, d'Aix-la-Chapelle, et autres eaux minérales analogues, ne font qu'exaspérer les symptômes de certaines maladies de poitrine. J'ai eu souvent l'occasion de confirmer ce fait. Une dame étoit affectée d'une Dartre squammeuse humide (*Herpes squammosus madidans*); elle avoit éprouvé de plus les premiers symptômes de la phthysie pulmonaire. Elle voulut se mettre à l'usage des eaux sulfureuses, qu'elle fut ensuite contrainte d'abandonner, parce qu'elles l'incommodoient à un point extrême. Bordeu avoit vu qu'il étoit dangereux de les administrer dans les Dartres entretenues par une cause scrophuleuse. J'ai été le témoin de ce fait dans deux circonstances. Certaines irritations partielles, produites par un principe laiteux, doivent aussi faire rejeter l'usage de ces eaux. Une dame nouvellement accouchée, et qui avoit éprouvé les plus vifs chagrins pendant qu'elle allaitoit son enfant, se plaignoit d'une courbature générale dans tous les membres, de céphalalgies, de tintemens d'oreille, &c. Elle voulut prendre les eaux de Barèges, qui lui causèrent des chaleurs d'entrailles intolérables, &c.

CCLXXXVI. Au surplus, il arrive souvent que les eaux minérales sulfureuses sont manifestement indiquées; et pourtant l'âge, la susceptibilité nerveuse, mille autres circonstances, rendent le médecin timide dans l'administration de ce remède. Que faut-il faire alors? il faut en mitiger les doses à l'infini; il faut donner au soufre un excipient qui contre-balance l'activité trop grande de cette substance. Une femme dartreuse mit au monde un enfant atteint du même vice, à un très-haut degré. Cet enfant tomba dans un état de marasme et de dépérissement qui donna des craintes pour sa vie. D'après mes conseils, il fut alors nourri avec le lait d'une chèvre que je faisois soigneusement frictionner avec du soufre. On le baignoit avec assiduité; on humectoit sa peau avec des substances onctueuses. J'eus la satisfaction de le voir se rétablir d'une manière parfaite, par ce traitement simple, dans l'espace de huit mois. Depuis cette époque, j'ai constamment prescrit les mêmes moyens curatifs aux femmes délicates chez lesquelles il étoit urgent de combattre la diathèse dartreuse, et qui n'avoient pu supporter le soufre sous d'autres formes.

CCLXXXVII. Indépendamment des moyens particuliers qu'on peut désigner aux praticiens comme spécialement appropriés à la curation des Dartres, il est des moyens généraux dont il importe de déterminer l'emploi: tels sont, par exemple, les purgatifs qui peuvent être, dans certains cas, d'un secours très-avantageux; qui dans d'autres cas sont d'une nécessité indispensable. On observe que l'espèce de perturbation produite dans l'économie animale, par l'action du soufre et autres préparations médicinales, donne constamment lieu à une accumulation de matière saburrale dans l'estomac et dans le conduit intestinal. C'est alors une indication pressante d'éliminer ce foyer impur de l'intérieur des premières voies. Si les purgatifs sont négligés, la guérison reste incomplète ou peu durable. Au surplus, ces sortes de remèdes sont plus ou moins sagement employés, selon les âges, les individus, les phénomènes concomitans, &c. Ils conviennent aux enfans, aux tempéramens bilieux, dans certaines saisons plutôt que dans d'autres.

CCLXXXVIII. Parmi les autres remèdes internes et généraux que l'on met journellement en usage pour la guérison des Dartres, les substances qui jouissent d'une propriété tonique, tiennent aussi un des premiers rangs. Mais peut-être les auteurs n'ont-ils point fixé d'une manière assez précise les cas où il convient de les administrer. Ces remèdes sont particulièrement utiles lorsque les voies digestives sont dans un état de langueur, et que leurs fonctions sont imparfaites. C'est ainsi que les décoctions des plantes amères favorisent singulièrement la guérison des pauvres que l'on traite à l'hôpital Saint-Louis, et qui ont langui dans la misère et le besoin. Indépendamment du vice dartreux, la plupart sont en proie à d'autres affections débilitantes, telles que l'hydropisie, le scorbut, le marasme, la consomption, &c.

CCLXXXIX. Mais lorsqu'on combat la diathèse dartreuse chez des personnes qui ont vécu dans l'oisiveté et l'opulence, qui vivent à des tables somptueuses, qui se gorgent d'une nourriture succulente, il vaut mieux recourir à de simples délayans. Voilà pourquoi certains praticiens se bornent à administrer l'eau d'orge, l'eau de gruau, le petit-lait clarifié, dont tant d'auteurs ont loué les bons effets. C'est alors qu'on place avec beaucoup d'avantage les bouillons de poulet, de tortue, de grenouille, de vipère, le lait d'ânesse; enfin, tous les remèdes adoucissans.

CCXC. Le régime de vie, les alimens, les boissons dont on fait journellement usage, doivent certainement entrer dans le traitement interne des Dartres. La sympathie particulière de la peau avec les voies digestives, doit interdire nécessairement tout ce qui peut troubler la marche de la nature. Il faut que le médecin indique au malade les substances dont il doit se nourrir préférablement. C'est une observation bien vulgaire, mais qui n'en est pas moins pleine de vérité, que les viandes salées ou fumées, que les ragoûts dont on rehausse la saveur par les épiceries, que les liqueurs alkooliques, que les vins spiritueux, donnés dans leur état de pureté, retardent, empêchent, ou contrarient du moins la solution naturelle des éruptions herpétiques. Je puis dire avoir constaté par une foule de faits qu'il seroit minutieux de rapporter, que toutes les nourritures échauffantes sont dans une opposition véritable avec l'effet des remèdes, et lorsque j'étois attentif à la marche et aux changemens de l'éruption, je reconnoissois constamment le lendemain les écarts de régime que les malades avoient commis la veille. Rien n'est donc plus nécessaire que de surveiller les malades sur le choix des alimens et des boissons.

ARTICLE XI.

Du Traitement externe employé pour la guérison des Dartres.

CCXCI. On peut prononcer avec assez de certitude sur le traitement externe employé pour la guérison des Dartres; car la plupart de ces maladies n'ayant leur siége que dans la peau, elles sont directement attaquables par l'action des topiques. Les effets curatifs sont en conséquence plus prompts et plus manifestes que dans le traitement interne; les résultats que l'on obtient sont plus précis et plus positifs. N'exposons ici que ce qui a été irrévocablement fixé par l'expérience; ne donnons rien à l'empyrisme : que tout soit exact et rigoureux!

CCXCII. Pour ne commettre aucune erreur sur la nature des topiques qui conviennent le mieux à telle ou à telle espèce d'affection herpétique, le praticien doit examiner en premier lieu quel est l'état des propriétés vitales de la peau. Lorsque l'appareil tégumentaire est rouge et enflammé, lorsque les Dartres sont vives et récentes, l'application des émolliens est particulièrement profitable, et diminue bientôt l'intensité de l'éruption. Bien loin de suivre cette méthode, le charlatanisme et l'ignorance exaspèrent ces maladies par des emplâtres astringens, par des lotions irritantes, qui causent des métastases funestes, et donnent lieu à des accidens graves.

CCXCIII. Dans cette circonstance, les bains tièdes conviennent principalement, et il est peu de topiques qui soient aussi efficaces. Je traitois à l'hôpital Saint-Louis une Dartre squammeuse humide (*Herpes squammosus madidans*), qui étoit universellement répandue sur les tégumens. Cette éruption se dissipa par l'effet des simples bains tièdes, pris tous les jours et pendant l'espace de deux heures. La peau devint peu à peu moins rouge, et se nétoya entièrement. J'ai vu plusieurs faits de ce genre sur des enfans, sur des adultes, sur des vieillards. Un sexagénaire se guérit d'une Dartre furfuracée arrondie (*Herpes furfuraceus circinatus*), en se plongeant avec assiduité dans une décoction de plantes émollientes. Les bains tièdes conviennent donc dans presque toutes les affections herpétiques. Non-seulement ils concourent à la guérison, mais ils peuvent l'opérer dans quelques circonstances sans l'intermède d'aucun autre moyen curatif. J'ai été constamment si convaincu de cette vérité, qu'à l'exemple des anciens je fais souvent préparer des bains médicinaux avec l'amidon, la graine de lin, le mucilage de plantes malvacées, dans l'intention d'apaiser le prurit violent qui tourmente la peau. Je fais administrer des bains d'huile, de lait, &c.

CCXCIV. Dès la plus haute antiquité, on regarda les bains comme le plus puissant moyen curatif des Dartres, et de nos jours on revient plus que jamais à ce secours salutaire. Non-seulement on en fait un plus grand nombre d'applications, mais on sait mieux apprécier les effets de leurs différentes températures, de leur état de liquidité ou de vapeur. Un des points sur lesquels les modernes l'emportent de beaucoup sur les anciens, c'est la perfection qu'on a apportée dans l'administration des bains d'eaux minérales; et de nos jours encore, l'industrie humaine a été plus loin. Les procédés de la chimie pneumatique imitent les eaux naturelles avec une certitude qui tient du prodige, et des établissemens précieux à l'humanité se sont élevés dans plusieurs grandes villes de l'Europe; il faut sans contredit mettre au premier rang celui qui a été fondé à Paris, par MM. Triayre et Jurine : c'est la maison des eaux factices de Tivoli qui a été le théâtre de mes observations particulières. Je pourrois citer une foule de guérisons. Je me borne à rappeler les cas qui suivent, en les abrégeant. *Première Observation.* Un homme âgé de cinquante-deux ans, d'une constitution caractérisée par la prédominance bilieuse, étoit tourmenté par une Dartre squammeuse lichenoïde (*Herpes squammosus lichenoïdes*), qu'il portoit depuis fort long-temps. Dans son pays natal on l'appeloit le *lépreux*. Il avoit consulté les médecins les plus habiles. On avoit eu recours aux remèdes qui sont communément employés dans les maladies cutanées. Il avoit pris une énorme quantité de bains domestiques. Tous les printemps, il faisoit usage des sucs de fumeterre, de treffle d'eau, de douce-amère, &c.; rien n'avoit réussi. On s'imagina alors que son affection étoit de nature syphilitique. Les anti-vénériens furent vainement invoqués. Lorsqu'il vint me consulter, je lui conseillai, entr'autres remèdes, les bains et les douches avec l'eau sulfureuse artificielle, à la température de vingt-huit à trente degrés. Ce moyen, convenablement continué, le rétablit parfaitement, au point qu'il n'a point eu de rechûte. *Deuxième Observation.* Un homme de lettres fort célèbre, pareillement doué d'un tempérament bilieux, avoit contracté, par l'effet d'une vie trop laborieuse et trop sédentaire, une Dartre squammeuse humide (*Herpes squammosus madidans*). Cette Dartre avoit son siége à la partie antérieure de l'abdomen. On avoit inutilement

25

appliqué les pommades les plus adoucissantes; le prurit étoit intolérable. Vingt douches méthodiquement administrées, calmèrent toutes les souffrances: la Dartre disparut après huit mois de traitement. *Troisième Observation.* Madame F*** avoit une Dartre crustacée flavescente (*Herpes crustaceus flavescens*), qui s'étoit tout-à-coup manifestée sur le tissu graisseux des deux joues. Les croûtes qui étoient d'un jaune verdâtre, tomboient, et se renouveloient plusieurs fois dans la même semaine. Je lui avois donné en premier lieu des bains de fumigations avec l'eau bouillante de guimauve et de mélilot. Ce moyen avoit été infructueux. Elle alla prendre les bains et les douches dans l'établissement de Tivoli. Une saison suffit pour la guérir radicalement. *Quatrième Observation.* Une dame fort jeune, d'une constitution éminemment sanguine, étoit fort affligée d'avoir sur le front et les deux pommettes, une Dartre pustuleuse couperose (*Herpes pustulosus gutta-rosea*). Cette éruption tuméfioit et enlaidissoit son visage, qui avoit été fort agréable. Elle prit, dans l'établissement de Tivoli, une série de bains sulfureux qui lui furent administrés en douche, à une température très-élevée. Bientôt les boutons se desséchèrent sans être remplacés par d'autres. Je me borne à ces faits, dont je ne donne que les résultats. Je ne veux point multiplier les citations.

CCXCV. Il importe, du reste, d'avertir que si les bains et les douches, de quelque nature qu'ils puissent être, sont utiles dans le traitement de plusieurs espèces de Dartres, ils peuvent être nuisibles dans certains cas. C'est ainsi que j'ai été plusieurs fois contraint d'en discontinuer l'usage dans les éruptions dartreuses qui viennent à la suite des maladies laiteuses. Il paroît que le tissu cellulaire conserve dans ces circonstances une susceptibilité particulière à laquelle les médecins n'ont point fait une attention convenable. Cette substance si spongieuse et si pénétrable, selon la remarque de l'ingénieux Bordeu, se laisse en quelque sorte imbiber par le liquide qui l'environne. Elle se ballonne, se tuméfie; et alors j'ai remarqué qu'il survenoit des douleurs vagues, des lassitudes, un état de malaise qui est très-difficile à décrire. Une dame eut un violent chagrin pendant qu'elle allaitoit son enfant; il se manifesta bientôt à la partie externe des cuisses et aux avant-bras, une Dartre crustacée flavescente (*Herpes crustaceus flavescens*). Je lui fis prendre alternativement des bains tièdes et des bains sulfureux. Mais ces bains, loin de lui procurer du soulagement, ne firent qu'accroître les douleurs vagues dont elle étoit atteinte. Il survint une tuméfaction universelle, qui nous détermina à abandonner ce moyen.

CCXCVI. Les bains de vapeurs sont quelquefois parfaitement indiqués. Je les fais administrer principalement lorsque la peau des malades est sèche et aride, lorsque la fonction des exhalans est depuis long-temps interrompue. Ce phénomène s'observe souvent dans les Dartres squammeuses qui ont vieilli dans l'économie animale, sans qu'on ait arrêté aucunement leurs progrès. Si ces sortes de bains ne combattent point directement le vice herpétique, ils ont du moins pour avantage de préparer les tégumens à l'action des remèdes. Je traitois un vieillard qui avoit déjà fait plusieurs voyages infructueux aux eaux de Barèges et à celles d'Aix-la-Chapelle. Il s'avisa de prendre à Paris une suite de bains de vapeurs; à la saison suivante, il prit des douches sulfureuses dans l'établissement des bains factices de Tivoli. A la quarantième douche, son corps étoit parfaitement nétoyé. Il m'arrive souvent, à l'hôpital Saint-Louis, d'employer des fumigations émollientes, ou bains partiels de vapeurs, avec un succès manifeste, pour remédier aux accidens de la Dartre crustacée stalactiforme (*Herpes crustaceus procumbens*); mais souvent aussi ce moyen devient totalement inutile, lorsque l'affection est ancienne, et qu'elle tend à prendre le caractère rongeant.

CCXCVII. Les lotions et les fomentations agissent comme des bains locaux. On peut les changer et les modifier selon les indications médicinales. Il convient généralement de les proportionner à l'état des propriétés vitales de la peau, lorsque cette enveloppe est atteinte d'une irritation vive, et que la Dartre a un aspect érysipélateux: c'est alors que les topiques émolliens sont très-favorables. J'ai souvent fait appliquer avec fruit, des vessies pleines de lait chaud sur des Dartres enflammées. La peau est-elle molle, humide et foible? on cherche à la ranimer par des eaux spiritueuses, telles que l'eau de Cologne, l'eau de lavande, &c.

CCXCVIII. Ces lotions et fomentations, dont je ne saurois assez recommander l'usage, m'ont paru sur-tout efficaces, lorsqu'on les pratique avec l'eau minérale artificielle de Barèges. MM. Triayre et Jurine ont trouvé un moyen aussi simple qu'ingénieux de composer cette eau à volonté, pour le besoin de la médecine humaine, et le résultat de leurs recherches est d'un avantage qui mérite les plus grands éloges. La médecine philosophique ne doit rien cacher de ce qui est utile. Je crois en conséquence devoir révéler ici le procédé de ces chimistes, afin qu'il puisse servir aux médecins qui exercent l'art ailleurs qu'à Paris. Ce procédé consiste à préparer des liqueurs contenues dans deux bouteilles, n° 1 et n° 2. La première n'est qu'une dissolution de foie de soufre (*sulfure de potasse*), lequel est composé d'une manière qui est propre aux auteurs. La seconde renferme une dose d'acide sulfurique proportionnée à l'énergie de la dissolution que je viens d'indiquer; elle renferme de plus du carbonate de soude, du muriate de soude et de l'argile préparée, dans les proportions reconnues par l'analyse des eaux de Barèges, proportions qui peuvent varier suivant la nature des maladies. Au lieu d'acide sulfurique, on peut employer avec plus d'avantage une eau chargée six fois de son volume d'acide carbonique. Il convient d'assigner maintenant quelle est la manière dont on peut composer l'eau sulfureuse de Barèges, à l'instant même où elle doit être employée. On remplit d'abord un vase d'eau élevée à la température de vingt-sept degrés. On y verse ensuite alternativement une quantité égale des deux liqueurs que je viens d'indiquer. On ajoute une proportion nouvelle d'eau tiède, pour que le mélange s'effectue d'une manière complète. Telle est la composition qu'on peut réaliser dans tous les lieux, et qui supplée efficacement soit l'eau factice de Tivoli, soit celle que l'on pourroit puiser dans les établissemens d'eaux thermales naturelles qui existent en Europe.

CCXCIX. On ne procède guère au traitement des différentes espèces de Dartres, sans recourir à des topiques qui modifient plus ou moins heureusement les propriétés vitales des tégumens. Il semble même que ces sortes de remèdes sont spécialement recherchés du vulgaire, sans doute parce qu'ils agissent d'une manière plus prompte et plus sensible à ses regards. Aussi l'esprit humain s'épuise en inventions chimériques à cet égard. Je ne finirois pas, si je voulois détailler ici les emplâtres, les onguens, et toutes les recettes banales des empyriques. On a mis sur-tout à contribution les répercussifs, les astringens, &c. Toutefois, le soufre me paroît mériter les éloges particuliers qu'on lui a de toutes parts prodigués. J'ai déjà fait mention de cette production médicamenteuse dans l'article précédent. Le soufre est un remède éminemment diffusible; il pénètre avec la plus grande activité le système absorbant, et l'observation médicale démontre qu'il a une action particulière sur le virus herpétique. On fait ordinairement incorporer la fleur de soufre dans un corps gras, comme, par exemple, dans l'axonge, dans le cérat, dans la pommade de concombre, &c. Avec de semblables excipiens, ce remède m'a paru très-convenable. Un militaire de la garde de Paris, éprouva un jour en se rasant des démangeaisons très-vives au menton; à ces démangeaisons succéda une éruption de petites pustules blanches dans le centre, mais dont les bords étoient d'un rouge foncé, comme cela arrive toujours dans la Dartre pustuleuse mentagre (*Herpes pustulosus mentagra*). Ces boutons étoient très-rapprochés les uns des autres, et s'étendoient à toutes les parties garnies de poils. Le malade avoit vainement eu recours à différens topiques; le seul qui réussit fut le cérat soufré, dont l'application réitérée calma le prurit, et empêcha la Dartre de se reproduire. J'ai vu ce même topique réussir merveilleusement dans les Dartres squammeuses qui se placent aux oreilles, sous les aisselles, dans le pli des genoux, aux environs des parties génitales, &c. Le soufre, dans de semblables affections, n'a aucun des inconvéniens des remèdes répercussifs; et alors même que la maladie est trop avancée pour que son action puisse la vaincre, le soufre convenablement appliqué, a néanmoins l'avantage de calmer ou de modérer les souffrances intolérables auxquelles la plupart des dartreux sont condamnés.

CCC. Lorsque les Dartres sont invétérées, et qu'il faut un topique plus actif pour les combattre, j'ai recours au foie de soufre (*sulfure de potasse*), que je fais incorporer dans l'axonge. Ce médicament excite d'abord un sentiment très-vif de cuisson, qui change le mode d'irritation de la peau, et devient infiniment salutaire. Un homme âgé de quarante-cinq ans, d'un tempérament bilieux, étoit tourmenté d'une Dartre squammeuse qui occupoit spécialement le dos des mains et la partie externe des avant-bras. Il prit des bains émolliens et les continua fort long-temps. Il essaya des bains de vapeurs, se fit administrer des douches avec l'eau minérale sulfureuse. Il ne négligea point les remèdes intérieurs, et cependant tout fut inutile. J'eus alors recours à la pommade composée avec le sulfure de potasse, qui augmentoit d'abord les démangeaisons à un point extrême; mais après un mois de son usage, la Dartre se trouva singulièrement amortie; bientôt elle disparut entièrement par l'usage des bains : la guérison se termina fort heureusement.

CCCI. Au surplus, les topiques qui agissent sur le solide vivant avec une propriété irritante ou caustique, conviennent principalement pour combattre la classe des Dartres rongeantes. En effet, ces sortes de Dartres ont un siége plus profond dans les tégumens. La nature est presque toujours impuissante pour réparer les désordres affreux qu'elles causent. Il faut alors réprimer d'une manière véhémente l'infection herpétique; il faut produire un autre genre d'excitation qui change en quelque sorte le mode de vitalité du système dermoïde. J'atteste qu'en pareil cas j'ai employé avec un grand succès l'huile pyro-zoonique, vulgairement appelée *huile animale de Dippel*, dans la Dartre rongeante scrophuleuse (*Herpes exedens scrophulosus*) : trois femmes à-peu-près du même âge sont en voie de guérison au moment où j'écris ces lignes. Je suis également parvenu à arrêter la marche des Dartres au moyen de l'eau de chaux ou d'autres caustiques.

CCCII. Souvent les Dartres, et particulièrement celles qui appartiennent à l'espèce des rongeantes, sont accompagnées d'un état de phlogose très-considérable. Souvent même il se manifeste des douleurs qui font redouter qu'elles ne prennent les caractères du cancer. Il importe de réprimer la violence de ce mouvement morbifique, qui va quelquefois si loin qu'il décide la mort, comme nous l'avons vu arriver chez un malheureux perruquier atteint d'une Dartre crustacée, laquelle s'étoit convertie en rongeante par l'effet d'un coup violent qu'il reçut à la tête, dans une dispute. Lorsque les Dartres prennent un tel caractère, il faut recourir sans délai aux applications narcotiques, aux dissolutions opiacées, aux préparations saturnines, &c. C'est alors que j'ai utilement employé, sous forme de cataplasme, la pulpe fraîche des plantes solanées. J'ai sur-tout mis en usage la jusquiame (*hyosciamus niger*), et la morelle (*solanum nigrum*). Cette dernière a merveilleusement réussi chez deux individus atteints d'une Dartre rongeante dont l'aspect étoit carcinomateux.

CCCIII. On voit que les auteurs recommandent la saignée dans le traitement des Dartres. Il importe d'indiquer succinctement les cas principaux qui réclament cette opération ; elle ne convient en général qu'aux personnes robustes et qui vivent sous la prédominance du système sanguin, lorsque l'affection herpétique cause chez elle des démangeaisons violentes. Je suis convaincu, par exemple, qu'elle peut produire de très-bons effets dans la Dartre crustacée flavescente, qui est toujours accompagnée d'une irritation locale très-intense, ainsi que dans la Dartre phlycténoïde en zone, qui est caractérisée par une cuisson vive et un prurit si brûlant, que les malades peuvent à peine le supporter. On remplace quelquefois la saignée par l'apposition des sang-sues, lorsque la partie où siége la Dartre est engorgée et enflammée.

CCCIV. Un des moyens curatifs que l'on recommande avec raison, sont les divers exutoires, tels que les cautères placés dans différentes parties, les vésicatoires, &c. Ces derniers sont sur-tout indiqués, lorsqu'on veut déplacer une irritation herpétique fortement fixée à la face ou dans quelque autre partie du corps. Souvent alors les Dartres résistent moins aux autres moyens curatifs qu'on leur oppose. Ils peuvent, dans certains cas, diminuer la violence du prurit. Appliqués immédiatement sur l'éruption dartreuse, ils la font disparoître, en changeant l'action morbifique de la peau. Il est toutefois un grand nombre de cas où ces exutoires sont plus nuisibles que salutaires. J'ai souvent observé, par exemple, que lorsque la masse générale des humeurs étoit imprégnée du vice herpétique, il survenoit constamment une Dartre squammeuse dans l'endroit même de la peau où le vésicatoire avoit été appliqué. Alors on se hâte de remédier à cette irritation de la peau par des bains tièdes et des topiques émolliens. Au surplus, les exutoires conviennent principalement lorsque les Dartres sont la crise d'une autre maladie grave, comme, par exemple, d'une phthisie pulmonaire, du catarrhe aigu, des hémorroïdes, &c. On imite par ce moyen la marche et les procédés de la nature.

ARTICLE XII.

Des moyens à employer pour rendre la guérison des Dartres permanente.

CCCV. On proclame journellement que la guérison des Dartres n'est jamais radicale, et on étaie cette opinion sur les récidives fréquentes dont ces maladies sont susceptibles. Mais combien d'autres maladies ne sont-elles pas sujettes à des rechûtes plus ou moins graves ! De quels moyens ne faut-il pas user pour empêcher le retour des fièvres, des phlegmasies, des hémorragies, et de tant d'autres maladies humaines ! C'est une des lois de l'économie vivante, d'être sujette à la reproduction des mouvemens morbifiques, souvent aux mêmes époques où ils se sont d'abord développés. Ainsi, de même qu'après la cessation de la fièvre intermittente, on continue d'administrer le quinquina pour prévenir la récidive, de même il ne suffit pas d'avoir guéri les Dartres, il faut maintenir la cure, et détruire ces affections rebelles jusque dans les germes qui les reproduisent.

CCCVI. Aussi recommande-t-on aux individus qui sortent guéris de l'hôpital Saint-Louis, de ne point cesser l'usage des bains tièdes, de pratiquer habituellement des frictions sur tout le corps, pour maintenir l'énergie des propriétés vitales de la peau, et pour favoriser la fonction exhalante. Il en est qui, afin de conserver la souplesse des tégumens, les oignent journellement avec de la moëlle de bœuf, avec de l'huile, &c. ; d'autres ont recours à des eaux spiritueuses, à des baumes odorans, &c. Je prescris à ceux chez lesquels le scorbut a plus ou moins compliqué le vice dartreux, de prendre tous les printemps le suc des plantes fraîches et amères. L'apparition des Dartres tient-elle à un état de saburre dans les premières voies, les malades doivent recourir à quelques laxatifs habituels. On fait prendre ces laxatifs dans une infusion amère, pour ranimer le ton des organes digestifs, &c. On associe alors les substances salines à la chicorée sauvage, à la patience, au trèfle d'eau, &c. Il n'est pas rare de voir que ces mêmes affections sont fomentées par l'engorgement des viscères abdominaux. Dans un pareil cas, la guérison ne seroit que momentanée, si on ne continuoit d'employer tous les moyens propres à dissiper ces embarras intérieurs. Les substances salines et ferrugineuses jouent ici le premier rôle, ainsi que les bains, les douches, l'équitation et l'usage des alimens les plus doux et les plus sains.

CCCVII. A l'hôpital Saint-Louis, nous avons souvent occasion de remarquer que les Dartres sont entretenues par la mauvaise nourriture ou par les qualités malfaisantes de l'atmosphère. Dans le premier cas, il faut alimenter les malades avec des substances gélatineuses et des bouillons nutritifs. Une jeune fille dans l'indigence, et forcée de demander l'aumône pour subsister, avoit une Dartre squammeuse qui occupoit les extrémités inférieures. On lui avoit inutilement prodigué les remèdes dans les comités de bienfaisance. Les seuls alimens qu'elle prit ensuite dans une maison opulente, suffirent pour la guérir. Le changement de climat peut aussi contribuer à consolider la guérison des Dartres. Le passage d'un pays froid à un pays chaud prévient communément toute récidive. Un commerçant espagnol avoit une Dartre furfuracée qui se manifestoit avec intensité toutes les fois que ses affaires l'appeloient en France. J'en ai dit assez, je le pense, pour prouver que le seul moyen de rendre la guérison des Dartres permanente, est de tendre toujours à dissiper la cause qui les reproduit. Au surplus, je n'ajouterai aucune réflexion. Dans le traitement des affections herpétiques, il y a tant de modifications à apprécier, tant de nuances à saisir, que l'expérience clinique ne peut se transmettre. Il faut l'acquérir par de longs travaux.

LES ÉPHÉLIDES.

CONSIDÉRATIONS GÉNÉRALES SUR LES ÉPHÉLIDES.

CCCVIII. Je conserve le nom d'*Éphélides* à des taches solitaires, disséminées ou réunies par groupes sur la périphérie de la peau. Leur forme est en général très-variée. Les unes ressemblent à des lentilles, les autres à des plaques irrégulières, qui ont plus ou moins d'étendue, selon la cause qui les a fait naître.

CCCIX. Quoique ces sortes d'affections, dont je vais actuellement m'occuper, ne soient pas ordinairement des maladies très-graves, on les voit néanmoins prendre dans quelques circonstances un caractère très-allarmant. Il est donc utile de rassembler ici les divers traits qui se rapportent à leur histoire. D'ailleurs, c'est un point de vue intéressant que d'examiner comment les tégumens se décolorent et révèlent, en quelque sorte, par leur surface, toutes les altérations intérieures du corps humain.

CCCX. Il faudroit peut-être établir une distinction entre les taches qui ne sont, à proprement parler, que des affections idiopathiques de la peau, et celles qui ne sont que des symptômes indicateurs des maladies qui tourmentent des organes cachés. En effet, comment ignorer les rapports intimes qui existent entre le système cutané et les viscères abdominaux? Les observations journalières des praticiens en font foi. Mille accidens prouvent que la peau est une sorte de miroir qui réfléchit toutes nos souffrances. Je pense du reste qu'il seroit superflu de reproduire ici les phénomènes sans nombre qui constatent cette vérité. Qu'il nous suffise de savoir que les Éphélides sont, dans certains cas, le symptôme irrécusable de quelques désordres intérieurs, aussi bien que l'érysipèle, la fièvre miliaire, la fièvre ortiée, la fièvre scarlatine, le prurigo et autres maladies qu'on pourroit décrire!

CCCXI. Le vulgaire même s'apperçoit de ces altérations du système dermoïde qui indiquent un dérangement quelconque dans les fonctions de l'économie animale; et l'homme est communément habitué à voir sur le front de son semblable l'empreinte ou l'image des maladies qui l'affligent. De là dérivent, sans doute, les inquiétudes qu'il conçoit sur l'état des individus dont la peau est flétrie et décolorée. Dans le cas contraire, si la santé se rétablit, le teint des malades reprend son énergie et son éclat.

CCCXII. Les Éphélides, dont je fais l'objet de cette dissertation, ne sont pas uniquement le résultat d'une dégradation particulière de l'épiderme. Le tissu réticulaire s'y trouve spécialement intéressé. Ces affections peuvent d'ailleurs atteindre toutes les races d'hommes; et, dans tous les climats, les médecins ont observé de semblables décolorations qui tiennent à un vice survenu dans les fonctions du système exhalant. L'Africain même est enclin à des indispositions qui altèrent singulièrement la noirceur qui lui est naturelle. En général, on ne voit guère ce genre de maladie sur le derme des quadrupèdes, parce que les fourrures et les poils qui les recouvrent, les protègent contre les causes nuisibles de l'atmosphère; mais on la trouve fréquemment sur les végétaux, et les maculations qui se manifestent sur certaines feuilles des arbres, sur les pétales des fleurs, sur la peau des fruits, etc.

CCCXIII. J'ai dû faire succéder la description des Éphélides à celle des dartres, parce que ces affections se ressemblent sous quelques points de vue; en effet, il est des dartres qui se convertissent en véritables Éphélides. Souvent même, il arrive que ces dernières offrent de petites desquammations de la peau, assez semblables à celles que l'on rencontre dans les éruptions herpétiques furfuracées. Je puis même ajouter que dans certains cas, elles tiennent tellement au même principe, que la ligne de démarcation est à peine sensible. La seule différence que l'on apperçoit est que les tégumens ne s'élèvent presque jamais au-dessus de leur niveau.

CCCXIV. Non-seulement les Éphélides ont une certaine connexité avec les dartres par la plupart de leurs phénomènes, mais encore par leur opiniâtreté. On en voit qui résistent à tous les moyens de guérison. Un autre trait d'analogie les rapproche; c'est l'identité du traitement qui leur convient. Ceci s'applique particulièrement à l'Éphélide hépatique qui cède aux remèdes communément dirigés contre les maladies dartreuses.

CCCXV. J'ai cru ne pas devoir placer au rang des Éphélides certaines taches qu'il faut plutôt regarder comme des difformités du tissu dermoïde, que comme de véritables maladies. Ce sont celles qui proviennent de l'introduction fortuite d'une matière colorante dans le tissu réticulaire de Malpighi. Cette matière est tantôt

26

noire, tantôt fauve, tantôt rouge, tantôt roussâtre; je ne parlerai pas non plus de celles que l'on désigne vulgairement sous le nom de *taches de vin*. En effet, ces décolorations accidentelles des tégumens n'ont point de forme déterminée. J'ai examiné avec soin plusieurs de ces taches, qui souvent ne sont que le résultat d'un entrelacement particulier des vaisseaux capillaires sanguins, et qu'il ne faut considérer que comme des jeux ou des écarts accidentels de la nature.

CCCXVI. Nous observons fréquemment à l'hôpital Saint-Louis des taches livides ou d'un rouge noir, assez semblables à des piqûres de puces, qui paroissent et s'évanouissent par degrés, et suivent une marche assez régulière. Nous en avons vu qui formoient des plaques étendues sur les tégumens qu'on eût cru provenir d'une chûte ou d'une contusion violente exercée sur les tégumens. Mais ces taches formées par le passage du sang dans les capillaires cutanés n'ont rien de commun avec les Éphélides.

CCCXVII. Ce n'est pas non plus ici le lieu de parler d'une sorte de décoloration à laquelle sont sujets les individus foibles et cachectiques, particulièrement les vieillards. Ce sont de larges taches d'un rouge obscur qui dépendent du ralentissement de la circulation. Elles surviennent ordinairement aux bras, aux mains, aux jambes, aux pieds, en un mot, dans les parties les plus éloignées du corps, parce que la force impulsive des vaisseaux cutanés languit et manque de ton. Les vieillards qui viennent chercher des secours à l'hôpital Saint-Louis, sont sur-tout sujets à cette infirmité qui est permanente, parce que la même cause existe toujours.

CCCXVIII. J'ai déja dit que je ne devois point traiter ici de nombreux accidens qui peuvent flétrir ou altérer la peau. En effet, toutes les affections morbifiques du corps vivant sont, en quelque sorte, signalées par un changement de couleur dans l'appareil tégumentaire. Dans la chlorose, par exemple, la peau est d'un blanc mat, marquée d'une teinte jaunâtre. La couleur safranée décèle l'ictère. Les Pathologistes observent presque toujours une nuance verdâtre sur le visage de ceux qui sont tourmentés par le flux hémorroïdal ou par un engorgement de la rate. On sait que dans les fleurs-blanches invétérées, et même dans les autres affections lymphatiques, les paupières sont le plus communément entourées d'un cercle livide; c'est une remarque bien commune que la rougeur intense des pommettes, et la pâleur du reste de la face, indiquent la dégénération organique de la poitrine. Le vice scrophuleux, la lèpre, la syphilis, communiquent à la peau une empreinte, *sui generis*. Mais ces sortes de maculations rentrent nécessairement dans la description particulière de ces maladies.

CCCXIX. J'aurois aussi pu faire mention de certains individus qui présentent un phénomène de physiologie très-extraordinaire; je veux parler de ceux que l'on désigne par le nom vulgaire d'*albinos*. Les avis ont été très-partagés sur les causes premières de cette altération de la peau. Certains l'attribuent à la privation du corps muqueux. Il est un point néanmoins sur lequel on s'accorde généralement, c'est que les hommes, ainsi décolorés, ne sauroient jamais constituer une espèce séparée, comme l'ont prétendu beaucoup d'auteurs. On voit, à l'hospice de Bicêtre, un jeune idiot nommé Laroche, dont la peau est fine et très-blanche. Ses cheveux touffus, presqu'aussi rudes que la crinière d'un cheval, aussi d'un blanc éclatant; les sourcils, les cils, les poils des aisselles, des parties génitales et de toutes les parties du corps, sont de la même couleur. Le blanc des yeux est dans l'état naturel; mais la partie colorée est d'un très-beau rose. Il ne peut supporter une lumière vive, et il est constamment forcé de tenir un bandeau sur ses yeux pour en affoiblir l'impression. Laroche est pourtant issu de parens très-bien portans, dont la peau est brune et les yeux très-noirs. Au surplus, je ne parle qu'accessoirement de cette infirmité du système dermoïde, et je passe à la description particulière des Éphélides proprement dites. J'ai eu occasion d'en distinguer trois espèces durant le cours des recherches que j'ai faites à l'hôpital Saint-Louis.

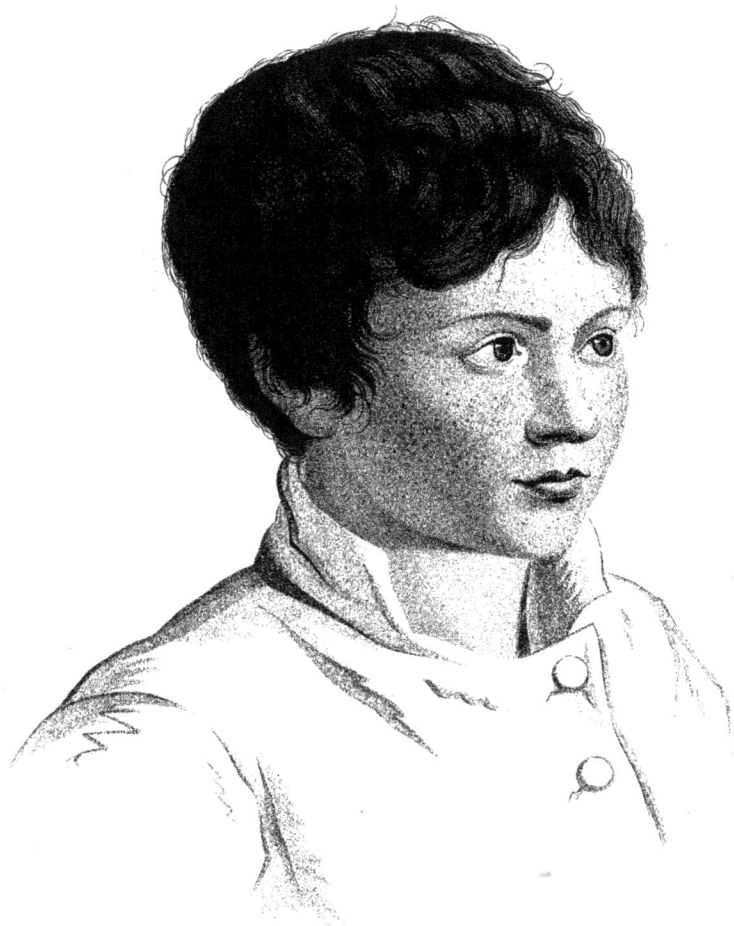

Ephélide Lentiforme.

Moreau Valvile pinx. Tresca sculp.

PREMIÈRE PARTIE.

FAITS relatifs à l'histoire particulière des Ephélides.

ESPÈCE PREMIÈRE.

EPHÉLIDE LENTIFORME. *EPHELIS lentigo.* Planche XXVI.

Ephélide se manifestant sur une ou plusieurs parties des tégumens, par des taches lenticulaires, éparses ou rassemblées en corymbe, dont la couleur est fauve, rousâtre ou brune. Ces taches ou éphélides se rencontrent le plus souvent sur le visage, aux mains, aux bras, sur le devant de la poitrine, en général sur tous les endroits du corps qui sont exposés au contact de l'air ou du soleil.

Obs. Il est peut-être minutieux d'indiquer ici les variétés qui se rapportent à cette espèce; mais certains Pathologistes les ont néanmoins signalées dans leurs ouvrages :

A. LÉ'PHÉLIDE LENTIFORME SOLAIRE. *Ephelis lentigo solaris.* — Les paysans, les citadins qui quittent la ville pour aller à la campagne, et s'exposent aux rayons du soleil, etc., y sont particulièrement sujets. Le contact de l'air suffit pour le produire chez certains individus dont le système lymphatique est radicalement affoibli.

B. L'ÉPHÉLIDE LENTIFORME IGNÉALE. *Epholis lentigo ignealis.* — Cette variété mérite à peine d'être indiquée. Elle est produite par l'habitude qu'ont certaines femmes dans beaucoup de climats de placer sous leurs pieds, durant le froid de l'hiver, des vases de terre qui contiennent de la braise ou du charbon ardent pour se réchauffer.

TABLEAU DE L'ÉPHÉLIDE LENTIFORME.

CCCXX. Les Éphélides lentiformes, vulgairement appelées *taches de rousseur*, doivent être nécessairement le résultat d'une affection morbifique de la peau : c'est à tort qu'on voudroit les envisager comme des taches originaires et accidentelles. En effet, j'ai observé assez constamment que ces décolorations étoient subordonnées à des circonstances locales, et qu'elles disparoissent aux approches de l'hiver, pour renaître au printemps ou en été. L'action immédiate du soleil suffit pour les développer soudainement et en grand nombre. Il est encore d'observation que ces taches abondent principalement sur les parties qui sont le plus exposées au contact de l'air atmosphérique. C'est ainsi que le visage, les bras et les mains en sont principalement atteints. Il est vrai qu'on les voit aussi se déclarer quelquefois sur les endroits du corps qui sont recouverts par des voiles, des mouchoirs ou autres vêtemens.

Autre remarque très-essentielle. Les Éphélides lentiformes n'attaquent ordinairement que les individus dont le système lymphatique est radicalement et constitutionnellement affoibli. Ces sortes de malades ont même une habitude de corps qu'il n'est pas inutile de rappeler : communément, leur teint est rouge et fleuri. Leur peau est très-blanche, très-fine, et d'une contexture très-délicate. Leurs cheveux sont roux : le plus souvent ils sont d'un rouge ardent, en sorte que les causes qui influent sur la couleur des cheveux, paroissent également influer sur la production des Éphélides lentiformes. Leurs yeux sont d'un bleu céleste très-prononcé. De là vient, ainsi que l'observe ingénieusement M. Chiaruggi, que les poètes ont célébré comme un phénomène rare et extraordinaire la co-existence des yeux très-noirs avec une blonde chevelure. J'ai observé néanmoins l'Éphélide lentiforme sur certaines personnes, dont la peau étoit brune et les cheveux noirs.

Les Éphélides que nous décrivons ont une figure sphérique comme celle des lentilles. Leur couleur n'est pas toujours la même; mais le plus souvent elle est brune, assez analogue à celle du café. Il en est qui forment des petits points jaunes, répandus çà et là sur la périphérie de la peau. D'autres sont, pour ainsi dire, contigues, et forment de larges taches sur les pommettes ou sur le devant de la poitrine. Quand ces taches sont très-abondantes, elles donnent à la peau un aspect très-désagréable.

L'Éphélide lentiforme n'excite d'ailleurs aucune douleur, aucun prurit, ni aucune démangeaison. J'ai interrogé un grand nombre d'individus sur ce point. Je pense même que ce caractère particulier doit établir une différence très-marquée entre l'Éphélide dont il s'agit, et les autres espèces que nous décrirons ci-après.

Les auteurs ont aussi fait mention d'une autre espèce d'Éphélide qu'on indique assez fréquemment sous le nom d'Éphélide ignéale. Je crois inutile d'insister sur cette variété. Ce sont des maculatures qui se forment à la partie interne des cuisses, par l'effet de l'action immédiate du feu. J'ai dit plus haut qu'elle est le résultat de l'habitude où sont les femmes de placer des réchauds entre leurs jambes.

Observations relatives à l'Éphélide lentiforme.

CCCXXI. *Première observation.* — Jacques Joly, âgé de vingt-deux ans, d'un tempérament lymphatique, ayant les cheveux rouges, très-épais et très-durs, nous a offert un grand nombre de rousseurs répandues sur le corps, spécialement sur les endroits où la peau est fine et délicate, comme sur le visage, sur la poitrine, sur la face interne des bras et des avant-bras. Les cuisses et les jambes en présentoient aussi; mais sur le visage, elles étoient en grande quantité; elles avoient la largeur d'une lentille; d'autres étoient plus petites; il y en avoit qui étoient rondes; d'autres étoient ovales. Celles qui étoient situées sur la partie latérale du nez, le pourtour des yeux, le front, étoient plus larges et en plus grand nombre. Cet individu transpiroit peu, et ne suoit jamais.

Deuxième observation. — Un jeune homme, nommé Monichet, qui exerçoit à Meaux l'état de tuilier, s'est présenté à notre observation. Doué d'un tempérament très-sec, il a constamment joui d'une mauvaise santé. Il étoit entré à l'hôpital Saint-Louis pour se faire traiter d'une fièvre intermittente tierce. Sa peau est d'une texture très-molle; elle est blanche sur tout le corps; d'une couleur rosée à la face. Ses cheveux sont d'un blond pâle, ainsi que les poils qui recouvrent les autres parties des tégumens. On apperçoit au visage, au col, à la partie antérieure et supérieure de la poitrine, aux bras, et sur-tout aux avant-bras, sur le dos des mains, des taches de couleur brune, plus ou moins foncées, selon qu'elles occupent des parties plus ou moins exposées aux rayons solaires, n'offrant point de forme particulière, se rapprochant néanmoins de celle d'une lentille. Ces taches ne sont point proéminentes, et ne paroissent être qu'une coloration plus forte de certains endroits de la peau. Le sujet, dont je parle, observe qu'elles étoient plus abondantes dans une saison que dans l'autre. On voit aussi qu'elles sont beaucoup moins brunes dans les portions des tégumens qui sont habituellement recouvertes par des linges ou par des habits. Dans le cas que je cite, elles étoient en si grand nombre sur le visage, qu'elles lui donnoient un aspect terreux et dégoûtant.

Troisième observation. — L'observation, que je vais rapporter, a une grande analogie avec la précédente. Le nommé Payan, âgé de dix-neuf ans, d'un tempérament lymphatique, est doué d'ailleurs d'une bonne constitution; ses cheveux sont d'un rouge-brun foncé; ses sourcils et les paupières noirs, la peau d'un très-beau blanc, la face, le dessus des mains, et la partie supérieure de l'avant-bras, sont les seules parties affectées de taches d'une couleur brune assez unie; quelques-unes de ces taches sont plus foncées : leur forme est très-variée; leur grandeur change depuis celle d'une piqûre de puce jusqu'à la grandeur d'une lentille; elles sont plus nombreuses autour des sourcils, sur les os des pommettes, à l'angle des machoires, sur les ailes, le bout du nez, et sur le menton. Celles de la poitrine sont très-légères depuis que le jeune homme a pris l'état de militaire, à raison de ce qu'il a été obligé de couvrir cette partie, plus qu'il n'avoit coutume de le faire. Mais le dos des mains, et la moitié supérieure et externe de l'avant-bras, en sont totalement marqués; elles y sont plus foncées et plus larges que partout ailleurs, ce qui donne avec le fond blanc de la peau, l'apparence d'un beau granit. La face est couleur de rose dans certains endroits : dans d'autres, elle est d'une blancheur éclatante. L'individu affecté observe très-bien que ses Éphélides ont été plus abondantes l'été dernier, parce que les chaleurs ont été fortes, et qu'il a été plus exposé aux rayons du soleil. Elles disparoissent presqu'entièrement pendant l'hiver. Plusieurs de ses parens sont atteints de la même indisposition.

Quatrième observation. — Quelquefois l'Éphélide lentiforme attaque des individus dont les cheveux sont très-noirs, ainsi que les yeux. Nous avons vu, à l'hôpital Saint-Louis, une jeune fille, brune, nommée Florine Cantal, ouvrière en broderie. Cette jeune fille étoit communément très-belle; mais toutes les fois qu'elle passoit deux jours à la campagne, ou qu'elle éprouvoit les rayons du soleil, son visage se recouvroit d'un masque d'Éphélides, qui pourtant s'évanouissoient, aussitôt que cette jeune fille gardoit quelque temps la retraite.

CCCXXII. On jugera peut-être que j'ai décrit avec trop de soin, une altération légère de la peau, qui mérite à peine d'occuper une place dans les cadres de la nosographie. Mais pourtant il est démontré que, dans l'étude des sciences naturelles, les moindres faits peuvent être utiles parce qu'ils sont liés par une chaîne presqu'imperceptible à des phénomènes bien plus importans.

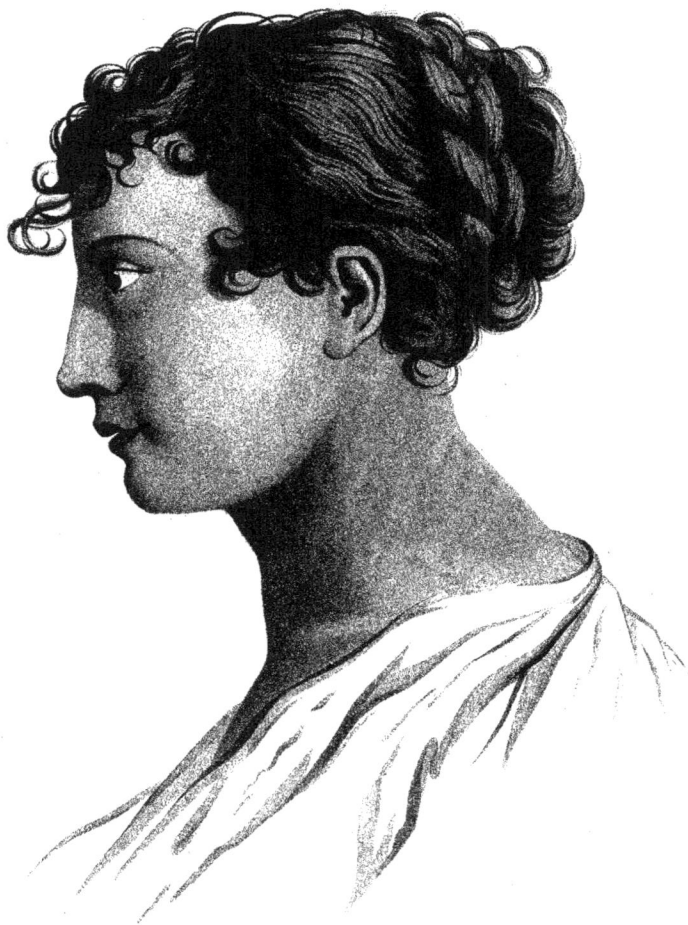

Ephélide Hépatique.

Moreau Valvile pinx.   Tresca Sculp.

ESPÈCE DEUXIÈME.

EPHÉLIDE HÉPATIQUE. *Ephelis hepatica.* Planche XXVI.

Éphélide se manifestant sur une ou plusieurs parties des tégumens, par des taches isolées, ou rapprochées en certain nombre, beaucoup plus étendues que celle de l'Éphélide précédente, d'une couleur le plus souvent safranée, se terminant quelquefois par une légère desquammation. Ces taches ou Éphélides se rencontrent ordinairement à la partie antérieure, latérale où postérieure du col, sur l'abdomen, et spécialement sur la région du foie, aux reins, aux aines, etc.

Obs. L'Éphélide hépatique est tantôt permanente, tantôt passagère, ce qui constitue deux variétés :

A. L'ÉPHÉLIDE HÉPATIQUE PERSISTANTE. *Ephelis hepatica persistens.* — Cette variété attaque principalement les hommes dont la vie est trop renfermée, trop appliquée et trop sédentaire. La figure des taches est très-irrégulière. Il en est qui sont très-étendues, qui forment une sorte de cravate autour du col, une large ceinture autour de l'abdomen, ou de grandes plaques derrière les épaules, etc. Il est de ces taches qui sont très-difficiles à dissiper; on en voit qui restent indélébiles.

B. L'ÉPHÉLIDE HÉPATIQUE FUGITIVE. *Ephelis hepatica fugitiva.* — Les femmes sur-tout y sont sujettes. Elle se manifeste ordinairement par des taches circulaires et isolées, qui abondent sur la région postérieure du col, sur la gorge ou sur le sein, sur les hypocondres, etc. Elle paroît et s'évanouit très-rapidement.

TABLEAU DE L'ÉPHÉLIDE HÉPATIQUE.

CCCXXIII. Communément l'Éphélide hépatique s'offre aux regards du Pathologiste, sous la forme d'un rond irrégulier, de grandeur différente. On voit certaines de ces taches qui sont très-étendues, et qui occupent un grand espace. D'autres ont à peine le diamètre d'une monnoie de dix sols; on en observe enfin qui sont aussi petites que des pétéchies.

Les Éphélides hépatiques se manifestent d'abord isolées à la surface de la peau, et assez distantes les unes des autres; ensuite, elles se joignent en s'élargissant, ou elles se réunissent en groupes, plus ou moins nombreux. Il est à remarquer que ces taches produisent le plus souvent de très-légères écailles d'un blanc-jaune, qui ne se détachent guère que lorsqu'on les gratte. Cette desquammation établit une différence caractéristique entre l'Éphélide hépatique et l'Éphélide lentiforme. Au surplus, le fond des tégumens, attentivement étudié, n'offre aucune espèce d'altération. Il est blanc et net.

On peut noter, comme un phénomène qui rapprocheroit l'Éphélide hépatique du genre des dartres, des démangeaisons légères qui ne sont pas constantes à la vérité, mais qui se font particulièrement ressentir à certaines influences de l'atmosphère. J'ai remarqué qu'elles étoient plus vives chez les femmes et les jeunes filles, lorsqu'elles approchent des époques menstruelles. Ce prurit doit manifestement son origine aux petites exfoliations de l'épiderme, dont j'ai fait mention, et qui mettent à nu les papilles nerveuses de la peau. J'ai vu ce prurit occasionner dans une circonstance des insomnies très-opiniâtres.

La couleur des Éphélides hépatiques est d'un jaune plus ou moins prononcé, qui peut se comparer à celui de la rhubarbe ou du safran. Quelquefois c'est un jaune très-pâle, comme dans les feuilles mortes de certains arbres. En général, les Éphélides hépatiques ont des nuances de couleur qui varient selon la texture naturelle des tégumens et les endroits qui sont affectés.

L'Éphélide hépatique ne s'élève guère au-dessus du niveau de la peau, sur-tout quand elle se manifeste sur une peau blanche et fine. Quelquefois, elle est proéminente, de manière à être sensible au toucher, particulièrement à l'époque où la desquammation furfuracée est sur le point de s'accomplir.

Souvent les Éphélides hépatiques sont passagères et fugitives. J'en ai observé qui ne restoient qu'une demi-journée sur les tégumens. Ce caractère de mobilité est sur-tout propre aux peaux qui sont blanches et d'un tissu très-fin. Il est des femmes qui ne sont affectées d'Éphélides, qu'aux approches de la menstruation, et des hommes qui ne les éprouvent, qu'avant l'apparition des hémorroïdes.

Lorsque j'ai décrit les dartres, j'ai fait mention de l'odeur particulière qu'exhalent la plupart de ces sortes d'exanthèmes. Mais, chez les individus atteints de l'Éphélide hépatique, il n'y a rien de semblable à remarquer. On a vu seulement, dans un petit nombre de cas, se manifester une odeur acide que les malades comparent à celle des végétaux en fermentation. Ce phénomène a principalement lieu, pendant les chaleurs brûlantes de l'été.

Mais il est un autre fait qui est plus universellement observé dans l'Éphélide hépatique ; c'est que la transpiration s'effectue difficilement dans les endroits de la peau qui sont maculés : aussi ces endroits sont-ils d'une grande sécheresse. On s'apperçoit, au contraire, que la transpiration est très-abondante dans les portions des tégumens qui sont saines et dépourvues de taches, ce qui sembleroit prouver que l'Éphélide hépatique tient à une altération particulière dans l'économie des vaisseaux exhalans. Je ne dois pas néanmoins omettre de faire mention d'un suintement sébacé et onctueux, qui a lieu dans plusieurs parties de la peau, particulièrement à la surface du nez. Ce suintement paroît tenir à un relâchement des pores cutanés, et je l'ai vu se manifester dans quelques espèces de dartres.

27

Je pourrois décrire l'Éphélide hépatique avec ses diverses complications. En effet, cette Éphélide est fréquemment accompagnée d'une altération grave dans les fonctions du foie ; et dans ce cas, la maladie peut faire des progrès très-dangereux. Le fond de la peau se recouvre alors d'une teinte jaune ; et tout l'appareil tégumentaire paroît être engorgé. Les malades ressentent dans toute la périphérie de cet organe une espèce de gêne et de mal-aise, qui est difficile à retracer. C'est alors qu'ils sont d'un caractère inquiet et morose, et continuellement portés aux idées tristes et mélancoliques.

Observations relatives à l'Éphélide hépatique.

CCCXXIV. *Première observation.* Nicolas-Firmin Croupet, homme de peine, entra à Saint-Louis, affecté d'une gale très-ancienne. Cet homme, d'un tempérament lymphatique, avoit le corps couvert d'une Éphélide hépatique, caractérisée par une couleur jaunâtre, assez analogue à celle du café ou du pain d'épices. Il éprouvoit par fois de légères desquammations cutanées dans quelques endroits de la peau ; et à la suite du traitement qu'on lui fit subir, cette maladie diminua. La peau reprit sa blancheur et sa couleur ordinaires. Son corps, avant la guérison, étoit chamarré de taches très-irrégulières, plus foncées vers le col, où elles formoient une espèce de collier. Les Éphélides, qui étoient sur les épaules, étoient très-larges, et s'étendoient jusque sur le dos ; elles étoient un peu rudes au toucher. De temps en temps, l'épiderme s'exfolioit, etc.

Deuxième observation. Le nommé Joseph Hisson fut admis à l'hôpital Saint-Louis, dans le mois de juin de l'an 1807. Il étoit atteint d'une Éphélide hépatique dans différentes parties du corps. La partie antérieure de la poitrine, tout le tour du col, les épaules et toute la région dorsale, étoient couverts de taches qui s'étoient manifestées, il y avoit un an, pour la première fois. L'Éphélide étoit caractérisée par des plaques jaunes, plus ou moins étendues, affectant dans certains endroits une forme arrondie, dans d'autres une forme irrégulière, ne faisant éprouver au malade aucune douleur, ni aucune démangeaison. Seulement, lorsqu'il s'échauffoit en travaillant à son métier de corroyeur, il ressentoit de légers picotemens dans les endroits malades. Cette Éphélide avoit une couleur qui approchoit beaucoup de celle du foie ; elle ne dépassoit point la surface de la peau. L'épiderme dans les endroits affectés étoit fendillé, soulevé, et parsemé de légères écailles furfuracées.

Troisième observation. Une jeune dame, très-belle, d'une peau très-blanche, voyoit se développer à la surface de ses deux seins, ainsi qu'à la région abdominale, des petites taches, circonscrites, isolées, et du diamètre d'une monnoie de dix sols, toutes les fois qu'elle éprouvoit la plus légère contrariété. Mais ces taches ne duroient que cinq ou six heures.

CCCXXV. Les phénomènes de l'Éphélide hépatique sont tellement analogues dans leur marche, dans leurs progrès, dans leur terminaison, que je n'ai pas cru devoir citer ici un grand nombre de faits.

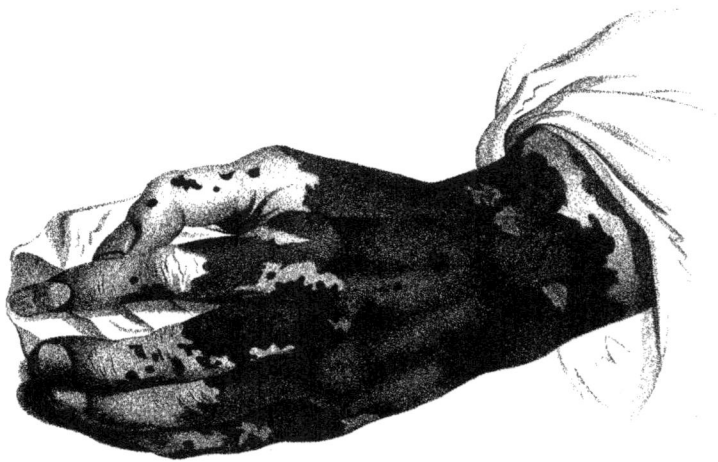

Ephélide Scorbutique

Masson Valade pinx. Tessa sculp.

ESPÈCE TROISIÈME.

EPHÉLIDE scorbutique. *Ephelis scorbutica.* Planche XXVII *bis.*

Éphélide se manifestant sur une ou plusieurs parties des tégumens par des taches d'une grande étendue, d'une couleur sale et brunâtre, qui a quelques rapports avec l'aspect de la suie. On observe communément cette Éphélide sur le devant de la poitrine, sur le dos, à la partie externe des bras et des cuisses. Elle s'étale quelquefois sur toute la surface du corps.

Obs. Parmi les variétés que l'on peut rapporter à l'Éphélide scorbutique, les deux suivantes m'ont paru dignes d'être remarquées :

A. L'ÉPHÉLIDE SCORBUTIQUE NOIRE. *Ephelis scorbutica nigro-maculata.* — Cette variété est la plus commune. On la trouve principalement dans l'asile de l'indigence et de la misère. Ce sont les individus qui languissent dans les prisons, ou dans les lieux renfermés, humides ou mal-sains, qui en sont ordinairement atteints. Quelquefois, elle ne forme point de taches ; puisqu'elle est répandue sur la face, sur les membres thorachiques et abdominaux, enfin sur tout le corps.

B. L'ÉPHÉLIDE SCORBUTIQUE PANACHÉE. *Ephelis scorbutica variegata.* — Je me suis sur-tout attaché à faire retracer cette variété par la peinture, parce que c'est celle que l'on rencontre le plus rarement. Le corps de ceux qui s'en trouvent affectés est chamarré comme la peau du léopard ou comme celle de certaines vaches bretonnes.

TABLEAU DE L'ÉPHÉLIDE SCORBUTIQUE.

CCCXXVI. On observe sur la peau de certains individus, particulièrement sur la peau des mendians, de tous ceux qui vivent renfermés dans des prisons, qui respirent un air mal-sain, qui ne changent jamais de linge, etc., des taches d'un brun noirâtre ou d'un fauve obscur. Ces taches impriment aux tégumens un aspect hideux, sale et dégoûtant. Il ne faut pas confondre cette Éphélide avec les extravasations sanguines, qui se manifestent le plus souvent aux jambes, et qui portent le nom de pétéchies scorbutiques.

L'Éphélide scorbutique affecte des formes très-différentes. Quelquefois, elle constitue des plaques rondes et circulaires. Dans d'autres cas, on voit des taches irrégulières, placées çà et là, sur la périphérie des tégumens ; enfin, il peut arriver que toute la peau soit, pour ainsi dire, altérée et noircie. Chez certains individus, la poitrine offre un aspect luisant et lisse ; chez d'autres, elle est infiniment rude au toucher. Il n'est pas non plus très-rare d'observer que les épaules se recouvrent de furoncles, de clous, ou de points de suppuration, etc. Il succède alors un assez grand nombre de petites croûtes qui viennent de ce que les malades se grattent avec une extrême violence, à cause des démangeaisons qui les dévorent. J'ai remarqué aussi que dans quelques portions du corps, la peau offre des granulations qui la font ressembler à ce qu'on nomme la *chair d'oie* ou la *chair de poule.*

L'Éphélide scorbutique est le plus souvent d'une couleur brune et terreuse ; quelquefois, cette couleur est analogue à celle du chocolat ; dans d'autres cas, elle est aussi noire que la suie. Lorsque la peau est continûment altérée, les individus affectés ressemblent à des ramoneurs. Il peut néanmoins arriver que l'organe cutané conserve dans certaines parties de sa surface sa couleur naturelle. Les intervalles sains de la peau, qui sont quelquefois assez considérables et disséminés sur tout le corps, la font paroître comme tigrée, chamarrée ou mouchetée. La plupart de ces malades ont véritablement un aspect effrayant. Je consignerai ici l'observation d'un infortuné qui offroit un spectacle déplorable, et ressembloit à un zèbre.

Dans l'Éphélide scorbutique, il y a des démangeaisons vives aussi bien que dans l'Éphélide hépatique. Ces démangeaisons sont principalement occasionnées par le défaut de transpiration, et par des furoncles qui se forment sur tous les points de la surface cutanée.

Lorsque l'Éphélide scorbutique est ancienne et invétérée, lorsqu'elle est sur-tout répandue sur l'universalité des tégumens, elle répand une odeur infecte, qu'on ne peut comparer à rien, mais que reconnoissent aisément ceux qui fréquentent les prisons, les hôpitaux, etc. Cette odeur est sur-tout très-prononcée dans la maison de détention de Saint-Denis, où l'Éphélide scorbutique est si fréquente. Il n'est pas douteux que ces sortes d'émanations, long-temps respirées par des individus d'une constitution nerveuse très-irritable, ne puissent être la cause de plusieurs maladies putrides qui règnent dans ces lieux humides et mal-sains à certaines époques de l'année.

Nous avons dit, en parlant de l'Éphélide hépatique, qu'elle attaquoit ordinairement ceux qui étoient atteints de quelque embarras de foie ; et c'est même de cette complication morbifique, qu'elle a emprunté sa dénomination. Mais l'Éphélide que je décris ici est sur-tout familière à ceux qui sont tourmentés d'une affection scorbutique. Aussi voit-on se manifester chez ceux qui sont affectés de cette Éphélide, les divers symptômes qui accompagnent ordinairement le scorbut, tels que le gonflement des gencives, souvent même des hémorragies qu'il est difficile de suspendre, l'arrêt de la menstruation chez les femmes, la perte et l'inactivité des forces musculaires, un état d'amaigrissement et de marasme, un moral triste et habituellement mélancolique.

Observations relatives à l'Ephélide scorbutique.

CCCXXVII. *Première observation.* La femme, chez laquelle j'ai remarqué cette Éphélide, avoit été sujette à des dartres, qui s'étoient montrées avec une opiniâtreté peu commune. Ces dartres occupoient les coudes, les aisselles, les jarrets, les cuisses et presque toute la surface du corps. Après avoir langui long-temps dans les remèdes, il lui survint des taches à la partie externe des bras, aux mains, au col, à la poitrine, etc. Une tache très-considérable lui couvrit le ventre. On en observoit pareillement au dos, à la poitrine, à la partie interne des cuisses, etc. Ces taches, qui étoient d'abord d'un jaune clair, devenoient plus brunes, à mesure que la maladie faisoit des progrès. Ce qu'il y avoit ici de très-remarquable, c'est que la malade souffroit considérablement, lorsqu'elle étoit dans le bain; hors du bain, elle n'éprouvoit aucune douleur : seulement elle restoit foible pendant quelques heures.

Deuxième observation. Le nommé Honoré Grandery, commissionnaire, âgé de soixante-six ans, est entré à l'hôpital Saint-Louis, et nous a présenté le tableau d'une maladie aussi rare que surprenante. Ce fut au sein de la misère et de la détresse que cette maladie prit naissance. L'individu dont il s'agit, doué d'un tempérament lymphatique, habitoit Arras avant la révolution. C'est dans cette ville qu'il fut employé à des travaux très-pénibles, durant le régime de la terreur. Depuis cette époque, il a langui dans les rues et les carrefours, demandant l'aumône, ou faisant des commissions, et manquant quelquefois des choses les plus nécessaires à la vie. Dans le mois de juillet de l'an 1806, il éprouva des démangeaisons très-incommodes dans toutes les parties du corps. A ces démangeaisons succédèrent des taches, d'abord grisâtres, puis d'un brun de café. Elles s'élargirent au point d'occuper une étendue considérable. Toute la surface cutanée en étoit marquée. Dans certains endroits, elles étoient très-larges : dans d'autres endroits, elles étoient d'une petite circonférence. Il est à considérer que dans les endroits sains, la peau étoit d'un blanc d'albâtre, analogue à celui de la peau des cadavres. Ce contraste étoit vraiment surprenant : le malade paroissoit chamarré comme un zèbre ou comme certaines vaches des campagnes de la Bretagne ; cet homme éprouvoit des démangeaisons considérables sur différentes parties du corps. Sa peau offroit aussi des écailles furfuracées qui provenoient des frottemens réitérés qu'il exerçoit sur la peau, pour appaiser le prurit dont il étoit dévoré. La face du malade étoit d'un jaune plombé. Il chanceloit en marchant, tant sa foiblesse étoit extrême.

Troisième observation. Un mendiant, qui couchoit dans les granges, dans les écuries, et dans tous les lieux mal-sains, n'avoit point changé de linge depuis plus de huit mois : quand il se présenta à l'hôpital Saint-Louis, on lui ôta ses vêtemens pour lui administrer des soins de propreté ; sa peau s'étoit noircie comme celle d'un ramoneur. Cette même peau étoit raboteuse, et granulée dans plusieurs points de sa surface : elle offroit l'aspect du maroquin, ou de la peau d'un quadrupède qui auroit été desséchée au soleil.

CCCXXVIII. L'Éphélide scorbutique étoit sans contredit celle qu'il importoit le plus de décrire avec tous les accidens qui lui appartiennent. En effet, cette maladie formoit encore une sorte de lacune dans les systêmes méthodiques des Nosographes. Ils n'en ont fait aucune mention.

SECONDE PARTIE.

Des faits relatifs à l'histoire générale des Ephélides.

CCCXXIX. Présentons sous un point de vue rapide et général les principaux caractères des Éphélides. Quoique les espèces particulières dont nous avons fixé l'existence soient revêtues de caractères tranchés qui ne permettent pas qu'on les confonde, elles ont néanmoins des phénomènes communs qu'il est avantageux de recueillir et de placer sous les yeux de mes lecteurs.

ARTICLE PREMIER.

Des phénomènes généraux qui caractérisent la marche des Ephélides.

CCCXXX. Toutes les Éphélides ont pour caractère commun de produire des changemens de couleur dans l'une ou plusieurs parties des tégumens, sans élévation du moins apparente. Il arrive néanmoins dans certains cas qu'on apperçoit une légère proéminence sur la peau, principalement dans l'Éphélide hépatique.

CCCXXXI. Mais la peau ne sauroit être ainsi décolorée par les Éphélides, sans qu'il s'opère un changement physique dans son tissu. Toutefois comme ce changement n'est point absolument le même dans toutes les circonstances, il a fallu nécessairement indiquer des distinctions, et déterminer par conséquent plusieurs espèces d'Éphélides.

CCCXXXII. Au surplus, les Éphélides ne doivent point être uniquement envisagées comme le résultat d'une altération du tissu tégumentaire, mais plutôt comme le résultat d'un désordre survenu dans les fonctions de ce même tissu; ou, ce qui est la même chose, dans le mécanisme de l'exhalation. Ce qui prouve cette vérité, c'est que les malades ne transpirent en aucune manière dans les endroits de la peau qui sont maculés par les Éphélides. Cette observation est constante. Je l'ai réitérée un grand nombre de fois.

CCCXXXIII. Les Éphélides auxquelles la peau humaine se trouve sujette sont très-variables par leur forme. Les unes sont petites, les autres ont beaucoup d'étendue; il en est qui s'étendent en larges plaques, qui recouvrent de très-grandes surfaces, et qui finissent par envahir la totalité des tégumens, au point de laisser peu d'intervalles libres entr'elles. Cette disposition donne au corps l'aspect le plus hideux et le plus repoussant. J'ai vu des individus tachés et chamarrés comme les zèbres ou les léopards.

CCCXXXIV. La couleur des Éphélides change selon les idio-syncrasies, les tempéramens et beaucoup d'autres circonstances. Il en est beaucoup qui sont jaunes et safranées. Il en est qui sont fauves comme des feuilles d'arbre mortes et desséchées par le soleil. Plusieurs sont d'un brun noirâtre. Quelques-unes sont d'un violet foncé. En observant les Éphélides sur les mêmes individus, on voit qu'elles n'ont pas toujours la même intensité de couleur. Cette couleur est plus prononcée chez les jeunes filles qui sont près d'avoir leurs menstrues. Elle s'affoiblit au contraire, lorsque les menstrues ont coulé. Les taches sont bien moins apparentes chez les personnes âgées, à cause des rides et de l'épaississement de l'épiderme.

CCCXXXV. Il est certaines Éphélides qui n'ont aucune odeur sensible; mais il en est qui ont une odeur fétide et repoussante: telle est, par exemple, celle que j'ai désignée sous le nom d'Éphélide scorbutique (*Ephelis scorbutica*). On connoît la constitution physique des individus atteints de l'Éphélide lentiforme (*Ephelis lentigo*); leurs cheveux sont d'un rouge ardent, leurs yeux d'un bleu pâle, etc. L'odeur qu'ils exhalent aux aisselles, aux aines, aux oreilles, est rebutante, et explique en quelque sorte l'état maladif de leur peau. Cette odeur devient sur-tout insupportable, lorsqu'ils sont renfermés dans quelque appartement durant le fort de l'été. C'est alors que leur sueur et toutes leurs excrétions sont excessivement fétides. On sait aussi que lorsque les femmes ont un pareil défaut, les hommes craignent de s'unir à elles et de s'en approcher.

CCCXXXVI. Les Éphélides n'ont pas toutes la même marche. Plusieurs se développent avec une rapidité extrême, et du soir au lendemain. Quelques-unes accomplissent leurs périodes avec beaucoup de lenteur. On en voit même qui restent indélébiles pendant plusieurs années, tandis que d'autres s'effacent par un simple bain, par de simples lotions, par un simple changement survenu dans l'atmosphère. Il arrive aussi quelquefois que

28

lorsque la peau a perdu tout son éclat, et qu'elle tend manifestement à le recouvrer, cet éclat ne se rétablit que dans certaines portions du système dermoïde, tandis que d'autres portions demeurent constamment altérées.

CCCXXXVII. Les Éphélides n'ont aucun caractère contagieux; et c'est à tort que certaines personnes manifestent des craintes à ce sujet. Comme presque toutes ces altérations sont liées à un état intérieur des viscères, ou résultent d'une disposition particulière des solides et des humeurs, il est évident qu'une semblable disposition organique ne sauroit en aucune manière devenir transmissible par communication.

ARTICLE II.

Des rapports d'analogie observés entre les Éphélides et les Dartres.

CCCXXXVIII. On remarque tant d'analogie entre certaines Éphélides et les affections herpétiques, qu'il est facile de tomber dans des méprises à ce sujet. Qu'on examine, par exemple, avec attention la marche des Éphélides hépatiques ! on verra que les malades éprouvent fréquemment des picotemens et des démangeaisons à la peau; on verra aussi qu'il s'y manifeste dans quelques cas des desquammations furfuracées. Il n'est pas rare d'ailleurs d'observer que les Éphélides hépatiques se changent en véritables dartres. Une dame avoit le corps couvert de taches isolées et circonscrites qui ne dépassoient point le niveau des tégumens. Elle prit des bains, les sucs de différentes plantes, et bientôt ces taches se convertirent en une éruption herpétique qui se développa avec beaucoup d'intensité. Je pourrois encore citer l'exemple d'une femme atteinte d'une dartre squammeuse générale avec engorgement des viscères abdominaux. Elle guérit très-bien de cette première maladie par l'emploi des bains sulfureux. Mais sa peau s'est recouverte de taches hépatiques depuis cette époque. C'est le grand rapport qui existe entre ces deux genres d'affection, qui fait que certains médecins ont regardé les Éphélides comme des dartres.

ARTICLE III.

Des causes organiques qui influent sur le développement des Éphélides.

CCCXXXIX. Les causes organiques qui favorisent la formation des Éphélides résultent évidemment d'un état maladif des propriétés vitales de la peau. Dans un semblable cas, ainsi que l'observe très-bien Darwin, les petits vaisseaux cutanés perdent la force contractile qui leur est propre. Ils admettent dans leur intérieur, ou laissent transuder au travers du tissu cellulaire, une petite quantité de sérum, laquelle est plus ou moins vivement nuancée par la matière colorante du sang.

CCCXL. De là vient que les peaux blanches qui sont fines et délicates se maculent plus facilement que les peaux brunes, qui sont d'une texture plus serrée et plus dense. Ce phénomène est assez constant dans l'Éphélide lentiforme. Ceux qui en sont affectés ont communément les tégumens flasques, le teint vermeil et fleuri, les sourcils et les cheveux rouges; ce signe indique que chez eux le système lymphatique est radicalement affoibli. Les individus doués d'une autre constitution physique sont plus rarement sujets aux Éphélides.

CCCXLI. Il est des Éphélides qui doivent leur origine à une influence purement sympathique. Ces Éphélides sont presque toujours compliquées de quelques affections des viscères abdominaux. C'est ainsi, par exemple, que le foie est presque toujours le centre ou le foyer de quelque altération morbifique, qui, par son mode d'action, produit un changement dans la couleur de la peau. L'organe utérin joue le même rôle dans l'économie animale. Ne voit-on pas les Éphélides paroître chez les jeunes filles dont les menstrues sont arrêtées ? Il arrive souvent qu'un simple dérangement dans la circulation cause des Éphélides sur la périphérie cutanée. C'est ce que j'ai fréquemment remarqué chez des hommes qui éprouvoient une suppression dans le flux hémorroïdal. Chez les femmes enceintes, on voit paroître sur les seins, sur l'abdomen, aux aines, des taches superficielles, larges, d'un jaune obscur ou pâle, qui souillent la peau jusqu'au moment de l'accouchement, et qui s'évanouissent quelques jours après que cet acte a eu lieu; et qu'on ne croye pas du reste que de semblables taches, ainsi remarquées chez les femmes grosses, puissent être regardées comme des changemens éventuels du tissu cutané, puisqu'elles causent des démangeaisons, des picotemens, et quelquefois même de véritables douleurs. C'est donc une cause organique qui entretient et fomente de semblables Éphélides.

ARTICLE IV.

Des causes extérieures qui favorisent le développement des Éphélides.

CCCXLII. Le calorique et la lumière sont les causes externes qui influent le plus manifestement sur la production des Éphélides. Lorsque ces deux agens se dirigent plus ou moins énergiquement sur quelque point de la périphérie cutanée, ils changent sans doute l'affinité réciproque des principes constitutifs du tissu réticulaire ; et cette combinaison nouvelle de principes modifie nécessairement la couleur de la peau. Telle est du moins l'explication la plus raisonnable que puissent donner les Physiologistes d'un semblable phénomène.

CCCXLIII. Et comment une telle cause seroit-elle contestée ? Les Éphélides se manifestent de préférence sur les parties du corps que l'on tient découvertes. Qui peut ignorer d'ailleurs les changemens qui se manifestent chez ceux qui se transportent dans des climats chauds ? Leur peau contracte une couleur brunâtre, et paroît en quelque sorte toute différente. Cette couleur s'affoiblit pourtant, lorsqu'ils reviennent en Europe habiter un pays plus doux. Les peuples qui habitent des régions dont la température est très-élevée, sont très-sujets aux Éphélides. L'illustre M. Mutis en a fréquemment observé dans l'Amérique méridionale.

CCCXLIV. Le même accident a lieu chez les voyageurs qui tiennent leurs mains, leur poitrine et leur visage exposés quelque temps à la lumière et à la chaleur du soleil. Sous l'action de ces deux puissances, il se forme une tache étendue qui est précisément limitée au point où les vêtemens commencent à couvrir la peau. Partout ailleurs, les tégumens ont la couleur qui leur est naturelle. Je vois tous les jours des femmes à Paris qui ne sont atteintes des Éphélides qu'à l'époque où elles vont passer la belle saison à la campagne, et qui ne se ressentent jamais de cette incommodité, lorsqu'elles séjournent en ville et qu'elles sont moins en contact avec l'atmosphère. En général, tout ce qui cause l'aridité et le desséchement de la peau, peut y faire naître des Éphélides. Sans doute que dans ce cas les principes constitutifs du tissu muqueux se renouvellent et s'altèrent.

CCCXLV. L'action immédiate du feu produit le même résultat. On rencontre une espèce d'Éphélide sur les cuisses et les jambes des femmes qui ont la mauvaise habitude de tenir sous leurs vêtemens des réchauds remplis de braise ou de charbons ardens. Dans cette circonstance, le feu devient un principe de désorganisation pour le tissu réticulaire. Aussi les taches que cette cause produit sont-elles très-lentes à se dissiper.

CCCXLVI. Le calorique et la lumière influent néanmoins très-heureusement sur les propriétés vitales des tégumens, lorsqu'ils agissent d'une manière modérée ; en sorte que la privation de ces deux élémens décolore la peau, et constitue alors une Éphélide d'une autre espèce. Les individus pauvres qui couchent dans les lieux mal-sains, qui habitent les rues humides et peu aérées, qui languissent dans les prisons, dans les souterrains, ont la peau ridée et noircie. On diroit qu'elle se dessèche, comme les feuilles d'arbres qui manquent d'air.

CCCXLVII. L'emploi des mauvais alimens, particulièrement des substances putréfiées, contribue singulièrement à décolorer la peau et à produire des Éphélides : tant est grande la sympathie des tégumens avec les viscères abdominaux. L'activité des substances vénéneuses produit un dérangement à-peu-près analogue. J'ai donné des soins à un homme dont la peau a été constamment marquée par des Éphélides, depuis qu'il avoit avalé par mégarde de l'arsenic.

CCCXLVIII. Tout le monde sait que les chagrins contribuent singulièrement à produire par intervalles des Éphélides. J'ai vu fréquemment les malades qui éprouvoient cette espèce d'indisposition, la devoir à des peines qu'ils avoient essuyées. Une trop grande contention de l'esprit, des études trop assidues, peuvent aussi troubler le système exhalant, et introduire un grand désordre dans ses fonctions.

ARTICLE V.

Considérations générales sur le traitement des Éphélides.

CCCXLIX. Ce seroit sans contredit une idée chimérique que d'aspirer à guérir toutes les espèces d'Éphélides ; car il en est qui résistent à tous les moyens de l'art. Telles sont, par exemple, les lentiformes, appelées *taches de rousseur* par le vulgaire. Il arrive aussi que lorsque les Éphélides sont très-anciennes et très-invétérées, les médecins renoncent communément à les traiter. En effet, à la longue, la peau se modifie et change pour ainsi dire de nature. Nous possédons toutefois des moyens assez efficaces contre quelques espèces d'Éphélides.

CCCL. Pour traiter avec certitude les Éphélides, il importe de remonter à la cause première qui a pu influer sur leur développement. Tant que le foie et les autres viscères abdominaux conservent de la disposition à s'engorger, la peau est nécessairement sujette à se maculer. S'il existe donc une cause toujours présente, qui soit en rapport avec les effets que l'on observe (et le plus souvent cette cause est interne), c'est vers cette cause qu'il faut diriger les remèdes. Il n'est pas néanmoins très-rare d'observer que, quoique la cause soit enlevée, les taches formées depuis long-temps dans le tissu des tégumens deviennent incurables.

CCCLI. Peut-être que si l'on connoissoit mieux la théorie des fonctions du système exhalant, on arriveroit à des méthodes plus certaines pour guérir les Éphélides. En effet, dans la plupart de ces affections, la peau est en quelque sorte flétrie. Elle a perdu sa contractilité naturelle. Il importe de lui restituer son ton et sa vigueur.

ARTICLE VI.

Du traitement interne employé pour la guérison des Ephélides.

CCCLII. Les remèdes internes qu'on applique aux Éphélides ont beaucoup d'analogie avec ceux auxquels on a communément recours pour la curation des dartres. C'est ainsi que presque tous les praticiens ont conseillé l'emploi des sudorifiques. M. Buchaave, de Copenhague, a administré avec succès les préparations antimoniales, et je fais tous les jours l'expérience que les préparations sulfureuses obtiennent de grands avantages.

CCCLIII. C'est sur-tout lorsque les Éphélides ne sont que des accidens secondaires de quelque affection abdominale, qu'on peut approprier les remèdes internes d'une manière très-avantageuse. Lorsqu'elles dépendent d'une altération particulière dans les fonctions du foie, on a recours de préférence aux remèdes propres à exciter les fonctions de cet organe. On emploie le savon médicinal, l'aloès, les sucs et les extraits de différentes plantes, etc. Dans les Éphélides qui ont quelques rapports avec le scorbut, on use des substances propres à combattre cette diathèse : telles sont le cresson, le ménianthe, les chicoracées, etc. Au surplus, dans toutes ces Éphélides, il convient de donner beaucoup d'activité au système lymphatique.

CCCLIV. J'ai généralement observé que les substances médicamenteuses qui entretiennent la liberté du ventre et celle des urines, influent singulièrement sur la guérison des Éphélides. Il est des malades qui n'emploient absolument que ce moyen curatif. J'ai donné des soins à plusieurs individus qui savoient faire disparoître des Éphélides hépatiques dont leur peau étoit recouverte, par de simples laxatifs ; j'ai donné des soins à d'autres qui n'avoient besoin que de quelques légers diurétiques, etc.

ARTICLE VII.

Du traitement externe employé pour la guérison des Ephélides.

CCCLV. Tous les moyens externes qui entretiennent et favorisent la transpiration insensible, sont propres à guérir les Éphélides. De là vient que les exercices du corps, les bains, les frictions, etc., sont très-convenables. On applique souvent à l'extérieur du corps des remèdes qui donnent du ton à la peau, comme, par exemple, l'extrait de Saturne mêlé avec de l'eau, le suc d'oseille, les pommades qui contiennent des oxides ou des alcalis, les bains d'eau salée, les bains sulfureux, etc.

28

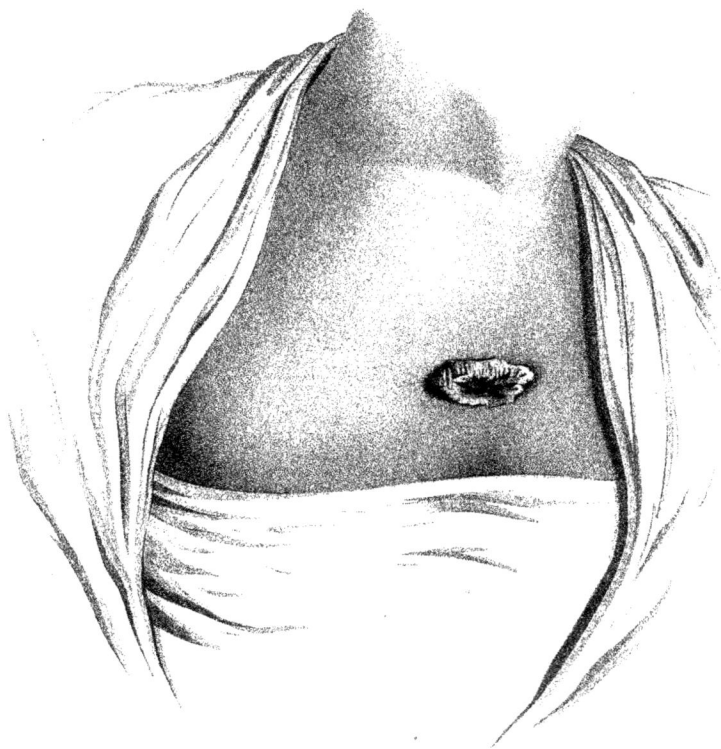

Cancroïde Ovalaire

Moreau Vitrié pinx   Guiac Sculp

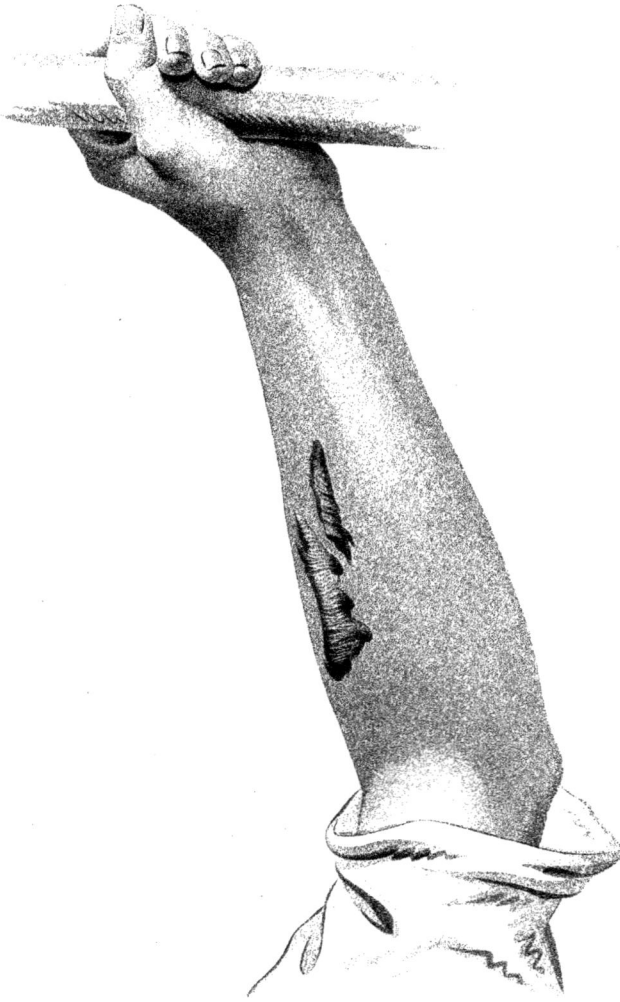

Terra Serafo

Camesoides Cylindracei ?

à Viene Odoli trans

LES CANCROÏDES.

QUELQUES CONSIDÉRATIONS SUR LES CANCROÏDES.

CCCLVI. Les premiers observateurs ont agi avec sagesse, en donnant aux diverses maladies qu'ils ont eu occasion de découvrir, des noms analogues aux choses qu'elles représentent. J'imiterai leur exemple, en désignant sous le titre de *Cancroïdes*, les tumeurs singulières que je vais décrire. En attendant que des faits plus nombreux m'éclairent davantage sur leur nature, je vais exposer leurs principaux phénomènes.

CCCLVII. Par un double rapport, les Cancroïdes semblent se lier aux affections dartreuses et aux affections cancéreuses. Formeroient-elles un genre intermédiaire ? Ce qu'il y a de positif, c'est qu'il s'opère souvent à leur surface une desquammation furfuracée qui a la plus grande ressemblance avec les écailles herpétiques. D'une autre part, il est des circonstances où leur développement est accompagné de douleurs vives, pungitives et lancinantes, comme dans le cancer.

CCCLVIII. J'estime que l'étude des Cancroïdes est d'une très-grande importance en pathologie. En effet, ces tumeurs sont le tourment de la vie, et les moyens de l'art sont néanmoins insuffisans pour les combattre. Malheureusement, je ne puis offrir une dissertation complette sur cet objet. Comme il est de l'exactitude rigoureuse des sciences de n'indiquer que des faits avérés, je me bornerai à établir l'existence des Cancroïdes, à offrir le tableau exact de leurs symptômes, et à dire tout ce qu'on a tenté jusqu'à ce jour pour les guérir.

Tableau des principaux phénomènes que présentent les Cancroïdes.

CCCLIX. Les Cancroïdes (*Cancroïdes*) sont des excroissances carniformes, tantôt ovalaires, tantôt oblongues, situées horisontalement sur une ou plusieurs parties des tégumens, d'une couleur rose pâle, parsemées de lignes blanchâtres et séparées les unes des autres, profondément adhérentes à la peau dont elles ne changent la couleur qu'à l'endroit élevé, imitant assez bien la forme des cicatrices qui succèdent aux fortes brûlures, poussant quelquefois vers leurs bords de petits prolongemens bifurqués, qui ont quelque rapport avec les pattes d'une écrevisse ; ce qui justifie manifestement la dénomination que nous avons donnée à ces tumeurs extraordinaires.

Les Cancroïdes que j'ai observées formoient des tumeurs plates et compactes, relevées sur les bords, un peu déprimées vers leur centre, sur-tout lorsqu'elles étoient d'une figure ovale, proéminente d'une ou deux lignes au-dessus du niveau des tégumens. Elles étoient luisantes, un peu ridées, dures et rénitentes au contact. Elles étoient d'une couleur très-rouge, et l'on voyoit à leur surface une multitude de petites veines injectées d'un liquide sanguin. Leur circonférence étoit pourtant beaucoup moins foncée en couleur. Lorsqu'on les comprimoit, elles blanchissoient momentanément sous le doigt. L'épiderme de la partie affectée se convertissoit tous les jours en légères écailles. J'ai vu quelquefois des Cancroïdes qui étoient cylindriques et comme enchassées dans la peau. Elles présentoient l'aspect de vers oblongs, que les Naturalistes désignent sous le nom de *dragonneaux*, et qui serpentent dans le tissu cellulaire.

Il y a d'ordinaire une augmentation considérable de chaleur dans les endroits affectés par les Cancroïdes. Les malades y éprouvent des démangeaisons et des picotemens insupportables, des douleurs vives et pungitives, comme si on leur dardoit des chairs avec des lances ou des aiguilles ardentes. Souvent ces douleurs se propagent jusqu'aux parties circonvoisines ; et quelquefois même c'est la sensation d'un tiraillement intérieur. On diroit que la poitrine est sur le point d'éclater. C'est sur-tout la nuit que les démangeaisons sont brûlantes et très-incommodes. Il est aussi des cas où ces indurations longitudinales ovalaires sont, pour ainsi dire, indolentes. Les individus qui en sont atteints éprouvent à peine une légère roideur à la peau.

Le plus communément, il n'y a qu'une seule Cancroïde sur la peau ; mais quelquefois aussi on en observe deux ou trois sur le même individu. Cette affection se place presque toujours dans l'intervalle des deux seins, à la partie postérieure des bras ou des épaules, à la partie externe des cuisses, etc. Lorsque les Cancroïdes se multiplient, elles deviennent infiniment douloureuses. J'ai vu un malade qui en étoit tellement affecté, qu'il ne pouvoit exécuter aucun travail pénible, et qu'il éprouvoit une foiblesse générale dans tous ses membres.

Les Cancroïdes disparoissent rarement ; elles sont aussi durables que les cancers. Il peut arriver néanmoins qu'elles se dissipent d'une manière spontanée. Alors la peau s'affaisse, et reste comme si elle étoit altérée par une

29

cicatrice bien guérie, c'est-à-dire que dans cet endroit les tégumens sont plus blancs, plus minces, plus ridés; ce qui prouve qu'il s'est opéré un vide dans le tissu muqueux. On sait que pareil phénomène se manifeste dans le cancer, dans certaines dartres, dans les scrophules, etc., et que par-tout où ces maladies se guérissent, la peau demeure toujours déprimée.

En général, les femmes sont beaucoup plus sujettes à la Cancroïde que les hommes, ce qui prouve que dans cette affection le système lymphatique est radicalement affoibli. On voit à Paris plusieurs dames qui, affectées d'une tumeur de ce genre à la partie antérieure et supérieure de la poitrine, cherchent à la cacher sous des plaques ou autres bijoux qu'elles suspendent à leurs colliers.

Observations relatives aux Cancroïdes.

CCCLX. *Première observation.* — Mon collègue Richerand et moi avons été témoins du fait suivant : Madame B***, d'un tempérament sanguin, née de parens bien portans, ayant eu néanmoins une sœur qui mourut d'un cancer à l'utérus, âgée de trente-six ans, vit survenir entre ses deux seins une espèce de bouton dur qui donnoit lieu à des démangeaisons brûlantes. Ces démangeaisons étoient si vives, que la malade ne pouvoit se gratter sur la partie affectée, mais seulement sur les parties environnantes. On ne fit pas d'abord une grande attention à ce bouton, dont les progrès furent très-peu sensibles pendant plusieurs années. Mais lorsque cette tumeur eut acquis une étendue d'environ un pouce de long, on se décida à la faire enlever par l'instrument tranchant, ainsi qu'une excroissance absolument semblable qui s'étoit manifestée à-peu-près dans le même tems sur la partie supérieure et externe du bras. Un chirurgien très-habile procéda à cette opération qui fut infructueuse. On vit renaître cette tumeur avec plus d'intensité qu'auparavant. Les deux côtés latéraux s'alongèrent sensiblement, et la cicatrisation de la plaie qui fut le résultat de l'extirpation, fut plusieurs mois à s'opérer. Il est à observer que depuis que l'opération s'est faite, les douleurs et les démangeaisons sont devenues plus véhémentes ; la tumeur placée à la partie antérieure de la poitrine offre maintenant l'aspect suivant : sa forme est cylindrique, son étendue d'environ deux pouces et demi de long sur un de large ; sa couleur est d'un rouge plus ou moins foncé, selon l'état de l'atmosphère. Elle est parsemée de lignes blanches, qui lui donnent l'apparence d'une cicatrice de brûlure. Elle est élevée à quelques endroits à une ligne au-dessus du niveau de la peau. Le prurit est dévorant. La malade ne peut s'empêcher de se gratter avec violence. Dans les changemens de tems et de saison, la malade éprouve du côté droit des douleurs lancinantes très-fortes. On a essayé divers moyens de traitement, mais en vain. Tantôt on a mis en usage quelques topiques, tels que le soufre, l'acétite de plomb, la pulpe fraiche de morelle, l'extrait de ciguë, etc. D'autres fois on a employé intérieurement des substances amères, telles que la fumeterre, la chicorée sauvage, le houblon, etc. Ces différens moyens ont eu quelquefois une apparence de réussite ; mais la maladie recommençoit bientôt avec une activité nouvelle. Les bains ont été constamment inutiles.

Deuxième observation. — Madame D***, âgée de trente-deux ans, d'une constitution sanguine, ayant cependant la peau un peu brune, a constamment été bien réglée, quoique ses menstrues fussent peu abondantes. Elle éprouva il y a quelques années de violens chagrins domestiques, qui changèrent entièrement sa manière de vivre ordinaire. Elle fut livrée à des agitations continuelles, à des veilles prolongées, etc. Elle reçut à cette époque une légère égratignure à la partie latérale gauche et supérieure de la poitrine ; mais elle y fit peu d'attention. Quelque tems après, Madame D*** ressentit un prurit douloureux à l'endroit où elle avoit cette égratignure. Bientôt la douleur fut en augmentant. La peau devint rouge et élevée. L'inflammation céda à l'emploi de quelques émolliens ; mais la démangeaison subsista toujours. Elle devint alors lancinante. On vit se former une espèce d'éruption qui présentoit les caractères suivans : c'étoit d'abord une légère élévation oblongue, d'un rouge pâle, et ayant une analogie frappante avec une cicatrice de brûlure, excitant, ainsi qu'on l'a déjà dit, une espèce de prurit lancinant. Cette éruption a fait des progrès sensibles dans les premiers temps ; mais elle s'est bornée dans la suite, et a même diminué. Elle occupe maintenant une surface égale à celle d'un écu de six livres. Cette maladie a été prise par les uns pour un cancer de la peau ; les autres n'ont pu lui assigner un rang dans les cadres nosographiques : aussi le traitement qu'on a employé a-t-il été vague et incertain. Cependant la malade a éprouvé quelques bons effets des bains domestiques long-temps continués, et d'un régime végétal.

Troisième observation. — J'ai observé la Cancroïde chez une jeune demoiselle, d'ailleurs très-bien portante. Cette affection offrit d'abord l'aspect de quelques graines de fraise sur la poitrine. Elle ne tarda pas à s'accroître considérablement, parce que la malade se grattoit et s'écorchoit sans cesse. Bientôt elle se convertit en une espèce de protubérance cordiforme, longue, élevée au-dessus de la peau, d'un rouge amaranthe, brûlante au toucher, etc. Elle étoit plate, dure, ovale, et présentoit l'aspect d'une moitié d'amande. On observoit sur la surface de cette élévation de petites veinules très-analogues à celles qu'on apperçoit dans la propre substance de la rhubarbe. Les démangeaisons étoient très-vives durant la nuit, au point de réveiller la malade. Elles redoubloient aux approches de la menstruation.

Quatrième observation. — Nous avons gardé long-temps à l'hôpital Saint-Louis le nommé François-Barthélemi C***. Ce jeune homme est doué d'un tempérament sanguin ; ses cheveux sont d'un châtain clair. Il est né d'une mère bien portante ; mais son père a été affligé pendant toute sa vie d'une dartre squammeuse. C'est vers l'âge de seize ans que C*** vit se manifester sur ses deux bras des boutons rouges, suppurant par leur sommet, renfermant une matière jaunâtre peu épaisse, rapprochés les uns des autres, et formant sur les avant-bras deux espèces de cylindres. A ces pustules succédèrent des croûtes verdâtres, qui se détachèrent d'elles-mêmes, et laissèrent à nu des enfoncemens ou sillons d'une couleur rougeâtre, dont quelques-uns étoient profonds, et présentoient la consistance d'une corde dans l'épaisseur de la peau. Peu-à-peu ces sillons finirent par reprendre le niveau des tégumens, et même par le dépasser dans quelques endroits, au point de faire saillir à l'extérieur les substances cordiformes dont je viens de parler. Ces éminences ont quelquefois augmenté et quelquefois diminué d'une manière sensible. Voici ce que l'on observe à l'époque présente : plusieurs élévations dures, rénitentes, d'une couleur rouge obscure ou violette, ressemblant assez bien à des moitiés de cylindre, et présentant à leurs bords plusieurs prolongemens bifurqués. Leur surface est convexe, marquée de lignes transversales, et couverte de légères écailles extrêmement minces et diaphanes. On voit se ramifier dans l'intérieur même de ces excroissances irrégulières une foule de petits vaisseaux sanguins. Le toucher de ces tumeurs produit de la douleur, sur-tout dans les premiers temps de leur développement. Le frottement y développe une chaleur insupportable; si elles sont long-temps exposées au froid, ou si le malade se sert long-temps de ses bras pour faire quelque ouvrage, elles deviennent violettes et très-douloureuses; les avant-bras même se gonflent, lorsque l'exercice est porté trop loin.

Moyens curatifs essayés jusqu'à ce jour pour la guérison des Cancroïdes.

CCCLXI. On a souvent extirpé les Cancroïdes; mais elles n'ont pas tardé à repulluler; en sorte que l'opération chirurgicale doit être ici considérée comme un moyen infructueux. Je pourrois même citer plusieurs cas où elle n'a fait qu'accroître le mal. On a voulu aussi détruire les Cancroïdes par la pierre infernale ou autres caustiques plus ou moins actifs, qui suscitoient une suppuration abondante. Soins superflus! la maladie n'a point tardé à reparoître.

CCCLXII. J'ai tenté la guérison de ces tumeurs par l'application immédiate de la pulpe fraîche de morelle, de l'extrait d'opium, de l'extrait de ciguë, du camphre, de l'acétite de plomb, du soufre, et autres préparations de ce genre: j'ai eu recours aux douches faites avec l'eau factice de Naples et de Barèges, aux bains domestiques long-temps continués, etc. J'ai observé que ces divers topiques procuroient un soulagement momentané, que les tumeurs devenoient moins fongueuses, etc.; mais bientôt elles reprenoient leur volume ordinaire. Le malade C*** ayant pris l'état de mousse, a remarqué que les bains de mer lui étoient salutaires.

CCCLXIII. Les remèdes intérieurs n'ont pas été négligés. J'ai conseillé les pilules de ciguë, les différens laits médicinaux, plusieurs espèces d'eaux minérales, les préparations diverses de muriate sur-oxigéné de mercure, etc. J'avoue que les résultats sont encore loin de me satisfaire; je termine donc ce que j'avois à dire sur cet objet. C'est assez pour moi d'avoir fait connoître une affection qui n'avoit été décrite encore par aucun auteur. Il y a lieu d'espérer que mes successeurs achèveront un travail que je n'ai fait qu'ébaucher.

OBSERVATIONS ET EXPÉRIENCES SUR LE CANCER.

CCCLXIV. Le Cancer n'étant point, à proprement parler, une affection essentielle de la peau, cette effroyable maladie pouvant atteindre presque tous les organes de l'économie animale, il seroit déplacé d'en offrir à mes lecteurs une monographie complette. Cette dégénération horrible du système humain ne tient à mon sujet que par quelques phénomènes accessoires que je me bornerai à recueillir. Au surplus, que de matériaux n'a-t-on pas rassemblés sur ce point de pathologie ! Depuis des siècles, tous les esprits se sont mis à la torture pour se rendre compte d'un fléau aussi extraordinaire ; et moi aussi je veux fournir quelques matériaux à l'histoire du Cancer. Dans un autre temps, je reprendrai en sous-œuvre cette importante matière, et j'espère la traiter avec tous les détails qui lui appartiennent.

CCCLXV. Sans doute il existe des maladies aussi effrayantes que le Cancer ; mais du moins elles sont rares, et regardées en quelque sorte comme inouïes : le Cancer, au contraire, est par-tout. Il afflige par-tout l'espèce humaine, et en fait un objet d'épouvante et d'effroi. Il dépeuple les villes et les campagnes. Les indigens et les malheureux qui en sont atteints, tombent dans une sorte de désespoir. Ils se cachent et vont demander un azile dans les hôpitaux pour y terminer leur carrière douloureuse. La guérison même leur offre la triste perspective d'avoir la peau lacérée ou les traits de la face horriblement défigurés. L'homme est néanmoins celui de tous les animaux qui est le plus sujet au Cancer.

CCCLXVI. Et ce qu'il y a de plus triste encore, c'est que le Cancer résiste à presque tous les moyens qu'on employe pour arrêter ses progrès. Il s'irrite même par les remèdes, si on ne vient à bout de le détruire d'une manière soudaine, et d'éteindre avec rapidité tous les foyers de l'engorgement. Ce mal affreux rappelle la fable de l'hydre de Lerne, dont les têtes hideuses ne tardoient pas à renaître sous le bras terrible qui les coupoit. Il falloit bien qu'il eût inspiré une grande terreur aux anciens, puisqu'ils en parlent comme d'une affection due à un principe vénéneux, ou à un ferment putride et corrosif. Aussi Hippocrate déclare-t-il qu'il seroit téméraire de vouloir entreprendre la cure du Cancer.

CCCLXVII. Comment croire en effet qu'on pourra parvenir à une théorie satisfaisante des moyens curatifs qu'il faut appliquer au Cancer, quand ses phénomènes sont si difficiles à concevoir ? Ne semble-t-il pas que cette dégénération horrible du corps vivant réunisse seule tous les désastres propres aux autres maladies ? L'odeur fétide qui s'en exhale est aussi repoussante que celle de la putréfaction gangreneuse. L'irritation qu'elle excite est aussi vive que celle des phlegmasies les plus aiguës. Son aspect est aussi dégoûtant que celui de la lèpre, etc. J'ai peint la dartre phagédénique, qui corrode les tégumens, les muscles et les os ; mais du moins ce phéno- mène s'opère sans provoquer de grandes douleurs chez les malades. Le Cancer, au contraire, dévore les chairs avec des déchiremens intolérables. Je dirai plus, il imprime à l'ame, comme l'a remarqué le célèbre Stahl, une mélancolie profonde plus accablante que la douleur même.

CCCLXVIII. Les hôpitaux de Paris présentent le Cancer sous une multitude de formes. Dans le cours de mes recherches, j'ai eu occasion d'observer la marche de ses phénomènes dans presque tous les organes de l'économie animale. Tant de tissus différens doivent nécessairement donner naissance à des accidens très- remarquables. On peut consulter à ce sujet les travaux entrepris au sein de l'Ecole de Médecine de Paris ; c'est le Cancer de la peau que je dois principalement m'attacher à décrire dans cet Ouvrage.

TABLEAU DES PRINCIPAUX SYMPTÔMES QUI CARACTÉRISENT LE CANCER DE LA PEAU.

CCCLXIX. Le Cancer de la peau se manifeste presque toujours par la cause la plus légère. Un coup, une contusion, une chûte, etc., suffisent pour le déterminer, si d'ailleurs une disposition organique favorise son développement. Un homme s'évade de sa prison, durant le régime affreux de la terreur. Il se croit poursuivi dans une rue de Paris : il précipite sa course et tombe frappé d'épouvante. Il lui survient à la joue droite et le long de la partie latérale du front, un Cancer cutané dont les suites furent très-funestes. J'ai sur-tout pu observer à l'hôpital Saint-Louis, les Cancers que les Pathologistes, particulièrement Tulpius, indiquent sous la dénomination de *Cancers ambulans*. Une femme infortunée en portoit un qui avoit rampé depuis la partie supérieure du col jusqu'à la partie inférieure de la poitrine. Cette femme avoit d'abord été

29

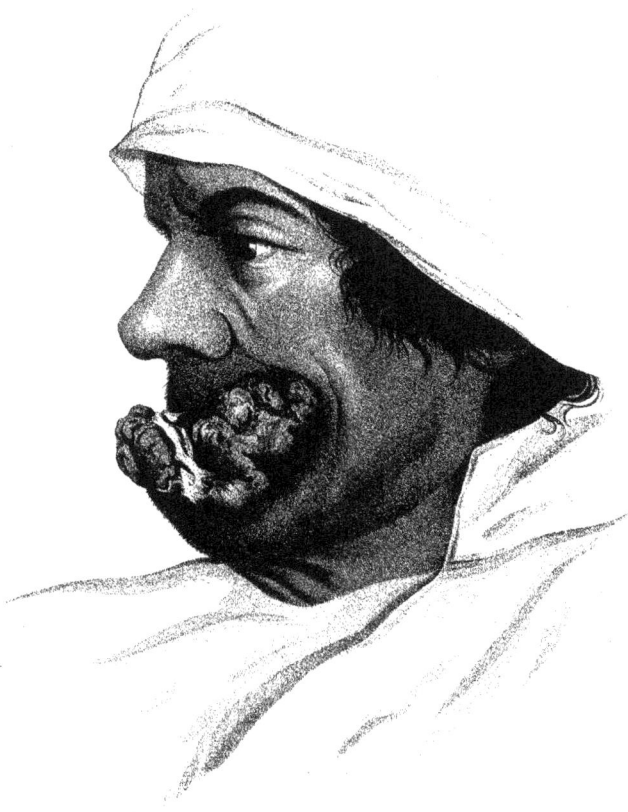

Cancer.

Moreau Valliski pinx   Traxea Sculp

atteinte d'un érysipèle malin compliqué de dépôts qui n'abcédèrent point ; mais leur terminaison s'effectua par induration , sur-tout aux glandes des aisselles et des aines. Bientôt la peau ne devint qu'un Cancer très-étendu , d'où s'écouloit une matière fétide et comme corrosive. La malade expira misérablement.

L'horrible maladie que je décris, tire communément son origine d'un petit tubercule qui s'est formé de lui-même , ou qui est le résultat de quelque accident. Quelquefois, on n'apperçoit à la surface entamée qu'une simple excoriation qui n'offre , dans les premiers jours , aucun caractère alarmant, mais qui tout-à-coup se gonfle , s'enflamme , et s'ulcère ; du sein de l'ulcération jaillit un liquide ichoreux et rougeâtre. Enfin, ces tumeurs ouvertes de la peau deviennent comme le centre d'une foule de végétations charnues dont l'aspect commence à effrayer l'observateur. On a vainement recours aux caustiques pour réprimer ces végétations , qui repullulent avec plus d'opiniâtreté que jamais.

Les tumeurs ulcérées dégénèrent de plus en plus : elles s'accroissent considérablement. Leurs bords inégaux et bosselés se renversent. Leur couleur blafarde , bleuâtre ou livide, suffit pour déceler leur caractère cancéreux. La matière ichoreuse qui s'en échappe est mêlée d'un pus verdâtre , dont l'odeur est nauséabonde et presque insupportable pour tout le monde. Stahl la compare à celle des chairs qui se corromproient dans du vinaigre. Les malades eux-mêmes ne peuvent s'y accoutumer.

Le tissu cellulaire s'engorge et s'épaissit , ainsi que les glandes lymphatiques. Les veines environnantes deviennent variqueuses. On voit çà et là des tumeurs indolentes et des furoncles qui aboutissent à suppuration. Mais ce qu'il y a sur-tout de remarquable , c'est qu'au sein du désordre effroyable qui règne dans la fonte cancéreuse , l'œil de l'anatomiste ne distingue plus les différens tissus dont se compose la peau ; tant ils sont mêlés , amoncelés et confondus. La mort a fait subir le même genre de dissolution à ces végétations informes. Tout s'est converti en une masse homogène et lardacée par le ferment de la corruption. Les solides vivans entièrement désorganisés se liquéfient, et se résolvent en un putrilage sanguinolent et noirâtre. On voit que la nature a constamment en vue de séparer les parties malades des parties saines. C'est l'obstacle qu'elle rencontre dans cette opération , qui fait que la matière de la suppuration prend un si mauvais caractère.

Les malades affectés du Cancer de la peau , éprouvent des élancemens qui donnent une sensation analogue à celle de coups de dard ou de piqûres d'aiguille. Ces douleurs , qui sont légères pendant le jour , sont très-violentes pendant la nuit. On les prendroit quelquefois pour des douleurs ostéocopes , analogues à celles qui s'observent dans les maladies vénériennes. Nous avons gardé pendant près de six mois , à l'hôpital St.-Louis , une malheureuse femme , très-âgée , qui portoit un large Cancer aux tégumens de la partie latérale et postérieure du dos. Toutes les situations lui étoient devenues déchirantes. Quelquefois aussi , la souffrance est pour ainsi dire universelle, et n'a point de siége déterminé. Les individus éprouvent une difficulté générale de vivre , et d'exécuter leurs fonctions.

Enfin, à mesure que le Cancer fait des progrès , et que le terme de l'existence semble approcher , les malades tombent dans un marasme effrayant. Leur peau se dessèche , et devient d'un livide plombé. Une fièvre lente les consume lentement. Cette fièvre augmente à certaines époques de la journée , mais sur-tout le soir. Cependant , j'ai remarqué que , chez les agonisans, elle étoit quelquefois imperceptible. Enfin, toutes les glandes participent à l'infection générale, et les malades ne peuvent plus se tenir debout. Ils éprouvent des défaillances réitérées. Les douleurs sont moins déchirantes, mais elles sont constantes et aussi profondes que si elles appartenoient au virus syphillitique. Les hémorragies passives , les diarrhées colliquatives , les sueurs froides et visqueuses , les oppressions fortes du thorax , et la difficulté extrême de la respiration , les soubresauts , les mouvemens convulsifs , un tremblement universel , le délire , terminent la catastrophe et conduisent le malade au tombeau.

Expériences qui tendent à prouver que le Cancer n'est point de nature contagieuse.

CCCLXX. Plusieurs écrivains ont avancé que le Cancer étoit éminemment transmissible par la contagion. On rapporte même que Smith, chirurgien de l'hôpital militaire de St.-Thomas, à Londres, mourut d'un Cancer à la langue, pour avoir goûté de l'humeur fétide qui fluoit d'une mamelle infectée. Je sais que d'autres Pathologistes ont allégué des faits analogues. Les expériences suivantes semblent néanmoins contredire cette opinion.

Première expérience. — J'ai fait lécher, par un jeune chien, et pendant l'espace de deux mois, un Cancer considérable occupant toute la lèvre inférieure, ainsi qu'une partie de la lèvre supérieure et de la joue, chez un homme âgé d'environ soixante ans, d'un tempérament bilieux et sanguin. Cet animal n'en a point été affecté; il n'a rien perdu de sa gaîté naturelle. Il a paru même se repaître avec volupté de la matière cancéreuse qui ne cessoit de couler de l'ulcère. On a répété l'expérience avec un autre chien. Même résultat.

Deuxième expérience. — On a appliqué deux morceaux de pain tendre sur deux ulcères cancéreux de la joue et du sein. On les a laissés pendant un laps de temps suffisant, pour qu'ils fussent imbibés de l'humeur ichoreuse qui en découloit. Ensuite on les a donnés au chien, qui les a mangés avec avidité. On a répété l'expérience pendant plusieurs jours. Rien n'est survenu.

Troisième expérience. — Nous avons recommandé au malade de faire avaler au même chien des lambeaux de chair cancéreuse qui étoient tombés de sa lèvre ulcérée. L'animal les a dévorés sans encourir aucun risque pour sa santé. Nous ajouterons même que ce mets lui a causé tant de plaisir, qu'il dédaignoit ensuite le pain dont on faisoit précédemment sa nourriture la plus habituelle. Nous avons fait le même essai sur un autre chien, avec le putrilage recueilli dans un horrible Cancer dont étoit tourmentée une femme mourante. Le chien n'a point été incommodé.

CCCLXXI. Personne n'ignore combien peuvent être défectueuses les expériences tentées sur les animaux vivans. Nous avions à craindre une objection très-fondée. En effet, dans le plus grand nombre des cas, ce qui arrive chez les animaux peut très-bien ne pas avoir lieu chez l'homme, ou se passer du moins d'une manière différente. Sous ce point de vue, nos conclusions n'auroient point été exactes. Voici le résultat de quelques nouveaux essais:

Première expérience. — Le lundi 17 octobre de l'an 1808, en présence de plusieurs médecins et élèves qui suivoient mes visites cliniques à l'hôpital St.-Louis, je me fis inoculer au bras le virus cancéreux. La matière ichoreuse fut prise sur un énorme Cancer situé à la mamelle interne droite, chez une femme âgée de soixante ans, et qui étoit expirante. Je fus imité par M. Fayet, étudiant en médecine; et dans la matinée, M. Lenoble se fit pratiquer cinq piqûres. M. Durand subit aussi cette opération. Une demi-heure après cette expérience, nous éprouvâmes tous une douleur légèrement lancinante, et semblable à celle qui résulteroit de l'application forte d'une épingle sur la peau. Cette douleur se renouvela plusieurs fois. Il y eut un aréole rouge autour de la piqûre, et un léger gonflement. Le deuxième jour, cessation de la douleur, mais augmentation de l'aréole et du gonflement, sur-tout vers le soir. Formation d'un pus blanchâtre. Le troisième jour, le gonflement étoit à peine sensible. Le quatrième jour, dessèchement du pus, qui s'étoit converti en croûte. Vers le cinquième jour, la croûte étoit tombée. Il restoit une légère tache rouge. Ce phénomène étoit manifestement le résultat de l'irritation produite par la lancette.

Deuxième expérience. — Le lundi suivant 24 octobre, je m'inoculai le virus cancéreux pour la seconde fois. Je pratiquai pareillement deux piqûres à chacun des bras de M. Biett, médecin, avec une lancette chargée de la matière ichoreuse, puisée dans un horrible Cancer. Pour ce qui me concerne, j'ai obtenu un résultat analogue à celui de l'expérience précédente. Mais M. Biett éprouva, le troisième jour, de légères douleurs sur le trajet des vaisseaux lymphatiques, à la partie interne des deux bras. La piqûre du bras droit s'enflamma légèrement. Le soir il éprouva quelques horripilations et des frissons irréguliers. Le mouvement fébrile se prolongea toute la nuit, et continua pendant deux jours. Les glandes des aisselles devinrent un peu douloureuses, ainsi que les glandes du col. Cet état n'a duré que quarante-huit heures. Au bout de ce temps, les piqûres se sont éteintes et entièrement cicatrisées.

Quelques Observations sur le Traitement des Cancers et Ulcères carcinomateux.

CCCLXXII. Le Cancer est une des maladies les plus opiniâtres aux moyens de l'art. Jusqu'à ce jour, que d'essais infructueux pour détruire ce fléau dévastateur! J'ai répété, à l'hôpital St.-Louis, la plupart de sexpériences qu'on a publiées. Je n'ai pas été plus heureux que mes devanciers. Je rapporte néanmoins quelques faits qui m'ont paru de quelque intérêt.

Première observation. — On a beaucoup loué, depuis quelques années, l'application topique de la petite joubarbe (*sedum acre*). J'ai répété cette expérience. Madame ***, d'un tempérament sanguin-bilieux, et d'un caractère mélancolique, avoit constamment joui d'une santé robuste. Elle avoit nourri quinze enfans sans en être incommodée ; seulement on avoit remarqué qu'à chaque sevrage, la mamelle du côté gauche restoit quelques jours engorgée. L'époque critique s'annonça par quelques irrégularités dans la menstruation : vers la fin de septembre 1806, le volume du sein augmenta considérablement ; mais aucune douleur ne se faisoit sentir dans cette partie. On conseilla, dans les premiers temps, quelques applications répercussives et plusieurs saignées du bras. Ces moyens ne firent qu'accroître les accidens. La maladie fit des progrès. Il se déclara des douleurs vives. Il se forma un Ulcère qui s'étendit avec la plus grande rapidité, et qui rongeoit les chairs environnantes. Lorsque je fus appelé, pour visiter cet Ulcère, il étoit large, surmonté de tubercules inégaux, dont les uns étoient très-volumineux et affectoient la forme de choux-fleurs. Les bords étoient irréguliers et renversés. Il s'en écouloit une suppuration blanchâtre et fétide. La peau voisine de l'Ulcère étoit rougeâtre, violacée, ridée et contractée en quelques endroits, parsemée d'une grande quantité de tubercules, qui se répandoient jusque sur le dos et les épaules. L'état de la malade empiroit visiblement à chaque variation de température. Il survenoit fréquemment des hémorragies par les extrémités artérielles qui étoient à découvert. Un mouvement fébrile continuel consumoit les forces. Dans cet état désespéré, nous nous décidâmes, M. Biett et moi, à tenter l'emploi de la petite joubarbe, déjà préconisée pour la guérison des Cancers ulcérés. Après beaucoup de précautions, Madame *** put garder des cataplasmes faits avec des pulpes de cette plante, quelques heures dans la journée. Après un long usage de ce topique, la plaie devint moins hideuse, la suppuration moins horrible, et les hémorragies cessèrent. Il est probable que, si on l'eût employé à une époque moins avancée de la maladie, le remède eût obtenu un plein succès ; car la femme se félicitoit tous les jours du mieux qui s'étoit opéré dans toutes ses fonctions ; mais l'épuisement dans lequel elle étoit tombée, par des souffrances antérieures, la fit succomber.

Deuxième observation. — Je ne veux point passer sous silence un fait intéressant dont j'ai été le témoin. Une jeune femme, qui avoit tout au plus atteint l'âge de vingt-huit ans, me consulta pour un Cancer qu'elle portoit à la mamelle gauche : les bords en étoient durs, et couverts de beaucoup d'aspérités : l'humeur qui en découloit, étoit d'un jaune paille, mais n'étoit pas très-fétide. Le tissu cellulaire étoit rénitent autour de l'Ulcère, et présentoit des vaisseaux noirs et tuméfiés. Les souffrances ne se manifestoient que par intervalles. M. Lombard, habile chirurgien, venoit alors de publier des essais heureux sur les effets de la joubarbe dont je viens de faire mention. Je proposai au médecin habituel de la malade, ce moyen, qui fut mis en usage avec un succès inespéré. Il est vrai qu'il fallut terminer la guérison par le caustique de Rousselot. Depuis cette époque, il n'est resté à cette dame, qu'une cicatrice informe et de couleur violacée, laquelle est plus ou moins vivement douloureuse, selon les influences atmosphériques.

Troisième observation. — J'ai rapporté, dans mes *Nouveaux Elémens de Thérapeutique et de Matière médicale*, l'observation d'un homme âgé de soixante ans, qui étoit tourmenté d'un Ulcère carcinomateux, lequel corrodoit les fosses nasales. Les cataplasmes de joubarbe détergèrent l'Ulcère avec une étonnante rapidité. Ce n'étoit plus qu'une plaie vermeille ; mais le malade ne voulut pas continuer le remède.

Quatrième observation. — Il ne s'agit ici que d'un Ulcère carcinomateux survenu au nez. Martin Dock, domestique, âgé de cinquante-sept ans, d'un tempérament bilieux, et d'une constitution ruinée par la misère, n'avoit éprouvé d'autre affection notable que celle pour laquelle il se rendit à l'hôpital St.-Louis, dans le mois de février 1808. Cette affection commença par un petit bouton situé à la partie moyenne et latérale du nez. Dans le principe, il n'y avoit point de douleur. Le malade n'éprouvoit qu'une sensation de tiraillement à la peau. Après avoir été stationnaire pendant plusieurs mois, le bouton se convertit soudainement en Ulcère ; et, dans l'espace d'un an, il occupa le côté droit du nez, la joue, et la paupière correspondante. Le malade, alarmé, se rendit à l'hôpital St.-Louis. La surface de l'Ulcère étoit irrégulière, blanchâtre dans le fond. Ses bords étoient irréguliers et durs ; il en découloit une petite quantité de matière ichoreuse. Nous eûmes recours au caustique de Rousselot, mis en usage avec tant de succès par le célèbre professeur Sabatier, et nous l'employâmes de la manière suivante : on formoit, avec cette poudre et le cérat de Galien, une pâte dont on recouvroit la partie ulcérée. Le lendemain, il survenoit de la rougeur et du gonflement dans les parties environnantes. On combattoit cette irritation accidentelle par les émolliens. L'escarre tomboit, et l'Ulcère paroissoit être de meilleure nature. Trois ou quatre jours après, on faisoit une nouvelle application. Peu-à-peu, l'Ulcère diminua d'étendue, et son état s'améliora. Dans dix-sept jours, la guérison fut complette : il n'y avoît plus, ni dureté, ni douleur. La cicatrice ressembloit aux cicatrices ordinaires. Le malade sortit de l'hôpital après un mois et demi de traitement, parfaitement délivré de son Ulcère carcinomateux.

Cinquième observation. — Henri-Christophe Torbier, ciseleur, âgé de cinquante-quatre ans, d'un tempérament sanguin, et d'une assez bonne constitution, s'apperçut qu'il se formoit un petit bouton à la partie latérale moyenne et droite du nez. Il n'y ressentoit aucune douleur. Il s'y formoit, de temps en temps, une petite croûte qui se desséchoit et tomboit au moindre frottement. Au bout de sept années, ce mal fit des progrès inquiétans. Il survint une ulcération qui occupa rapidement tout le côté du nez. Sa surface présentoit une infinité de petites végétations bourgeonneuses. On y appliqua successivement de l'eau forte, d'autres caustiques liquides, et divers onguens, etc. Ces moyens ne purent arrêter les progrès de l'ulcération, qui avoit déjà envahi la moitié de la paupière supérieure, lorsque le malade se rendit à l'hôpital St.-Louis, plutôt pour éviter à ses enfans le désagrément de le voir mourir, que pour y trouver sa guérison. On le traita par la poudre de Rousselot, ainsi que le précédent. On combattit aussi l'inflammation qui survint, par le même procédé. Au bout de cinquante jours, l'Ulcère étoit parfaitement cicatrisé. Mais des végétations blanchâtres étant survenues vers l'angle interne de l'œil, et vers la caroncule, retardèrent quelque temps la parfaite guérison. Je crus qu'il étoit convenable de les détruire par un caustique liquide, ne pouvant faire usage de la poudre. Ces végétations se renouvelèrent à plusieurs reprises, en causant toujours de petits élancemens. On a continué le même moyen ; et maintenant il n'existe plus rien de semblable. En sorte que le malade se trouva en deux mois parfaitement délivré d'un Ulcère carcinomateux qui avoit duré plus de quatre ans.

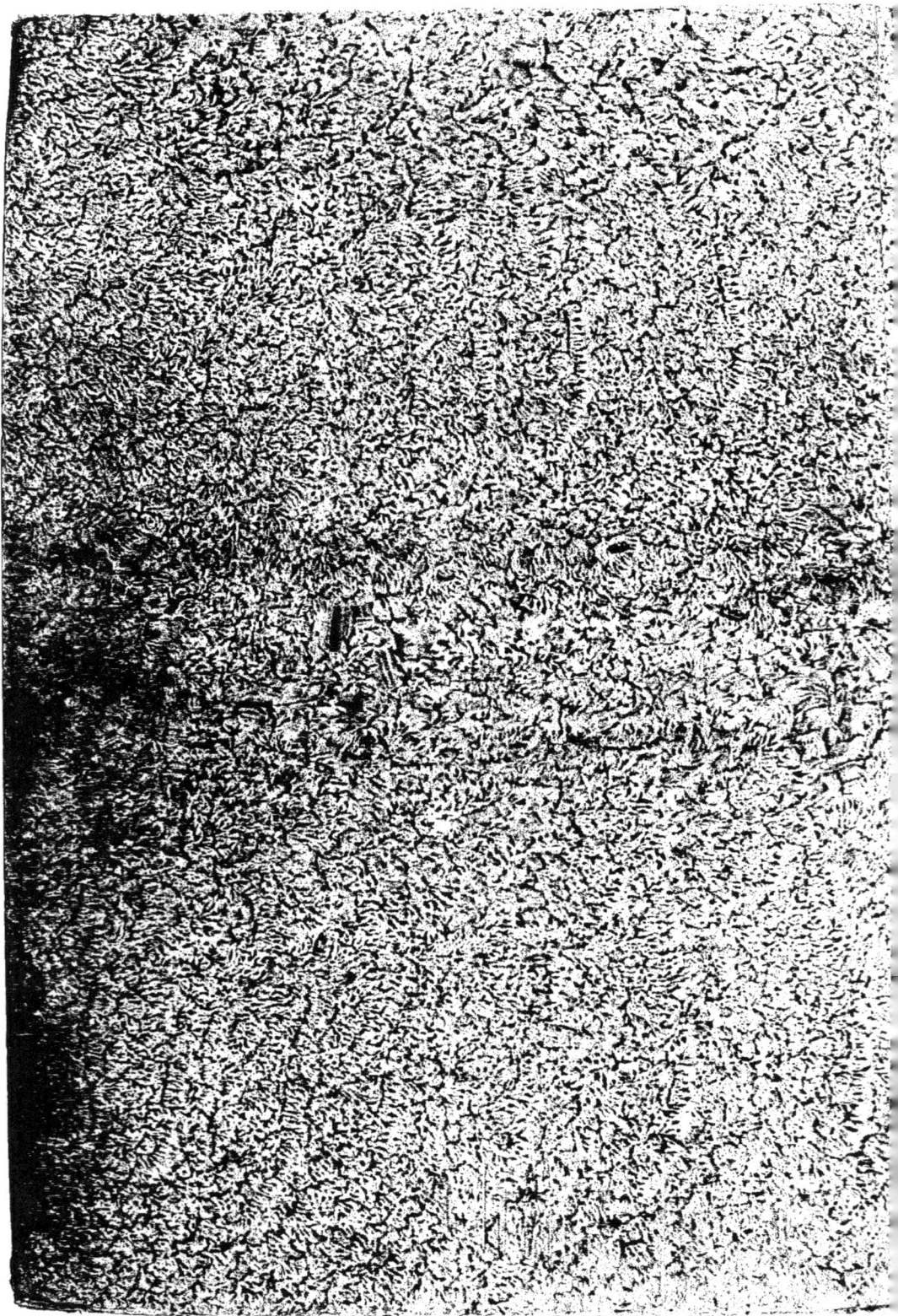

www.ingramcontent.com/pod-product-compliance
Lightning Source LLC
Chambersburg PA
CBHW071529200326
41519CB00019B/6127